上田　敏 著

国際生活機能分類

ICFの理解と活用

人が「生きること」
「生きることの困難（障害）」を
どうとらえるか

KSブックレット刊行にあたって

　KSブックレットの第5号がここにできあがりました。KSとは、本書の発行主体であるきょうされん（旧称：共同作業所全国連絡会）の「共同」と「作業所」の頭文字であるKとSを組み合わせたものです。
　本シリーズは、障害分野に関わるはばひろいテーマをわかりやすく企画し、障害のある人々の就労と地域生活の実践や運動の進展に寄与することを目的に刊行しています。社会福祉・保健・医療・職業リハビリテーションに携わる人々はもとより、多くの皆様にご愛読いただくことを願っております。

　　2005年10月

　　　　　　　　　　　　　　　　　　きょうされん広報・出版委員会

　　＊第5号『ICFの理解と活用』の編集にあたっては大村美保さんにご協力いただきました。

◆ 目　次 ◆

はじめに——新しい障害観・健康観を提起したＩＣＦ ……………………… 5

1．ＩＣＦ活用の基本姿勢 ………………………………………………………… 6
　1）分類よりモデルが大事　6
　2）本の順序どおりでなくてよい　7

2．ＩＣＩＤＨ（国際障害分類）からＩＣＦ（国際生活機能分類）へ ……… 7
　1）ＩＣＩＤＨモデル　8
　2）ＩＣＩＤＨモデルへの批判と誤解　11

3．ＩＣＦモデル——その基本的特徴 …………………………………………… 15
　1）生命・生活・人生を包括する「生活機能」　15
　2）プラスを重視——マイナス（障害）はプラス（生活機能）の中に位置づけて　17
　3）相互作用モデル　18
　4）環境因子と個人因子　22
　5）疾患・変調から健康状態へ　25
　6）「できる活動」と「している活動」　27

4．ＩＣＦの目的——「生きることの全体像」についての「共通言語」 …… 28
　1）人が生きることの全体像：ＩＣＦは「統合モデル」　28
　2）「共通言語」とは——分類ではなく生活機能モデルが大事　30

5．ＩＣＦの実践的意義 ………………………………………………………… 32
　1）隠れたプラスの側面を引き出し、伸ばす　32
　2）階層性の意義——相互依存性と相対的独立性　36
　3）生活機能低下の原因と解決のキーポイントは別　39
　4）ＩＣＦモデルの立場にたつことで避けられる誤り　40

6．ＩＣＦの構成と使い方 ……………………………………………………… 43
　1）コードの原則　43
　2）分類項目——大分類について　44
　3）評価点　49

7．ＩＣＦの活用——コーディングの実際 …………………………………… 52
　1）コーディングの手順　52
　2）「ＩＣＦ整理シート」によるまとめ　58

8．ＩＣＦ（国際生活機能分類）の今後の課題 ……………………………… 60
　1）生活機能の主観的次元　61
　2）第三者の障害　67

おわりに ………………………………………………………………………… 69
　　文　献　70

はじめに──新しい障害観・健康観を提起したＩＣＦ

　ＩＣＦ（国際生活機能分類）とは、21世紀初頭の2001年にＷＨＯ（世界保健機関）の総会で採択されたもので、1980年のＷＨＯ国際障害分類（ＩＣＩＤＨ）の改定版です。ただ後に述べるように、根本的な点で大きな変化がありますので、ＩＣＩＤＨの第2版ではなく、全く新しい国際分類と考えられています。

　ＩＣＦは障害を人が「生きる」こと全体の中に位置づけて、「生きることの困難」として理解するという、根本的に新しい見方に立っています。その点で、まさに21世紀にふさわしい新しい障害観、さらには新しい健康観を提起しているということができます。

　この分類の正式名称は「生活機能・障害・健康の国際分類(International Classification of Functioning, Disability and Health)」という長いものですが、縮めてＩＣＦと呼ぶことになっており、日本語訳[1]でも略して「国際生活機能分類」と呼びます。

　ＷＨＯにはＩＣＦのほかに、100年以上の歴史を持つＩＣＤ(International Statistical Classification of Diseases and Related Health Problems. Tenth Revision、略称ＩＣＤ－10、「国際疾病分類」)という、病気の分類があります。これとＩＣＦとを中心に、いくつかの補助分類を併せたものをＷＨＯ－ＦＩＣ（WHO Family of International Classifications、「ＷＨＯ国際分類ファミリー」）といいます。ＷＨＯでは、健康や病気を見ていく場合に、ＩＣＦとＩＣＤの両者を併用して、病気の面だけでなく、生活機能との両面から見ていくことが望ましいとしています。

　これは「健康とは、単に病気がないということではなく、『生活

機能』全体が高い水準にある状態である」からです。
　この本では、「新しい障害観であるICFを理解し、それを自分たちの毎日の仕事に生かす」という実践的な立場から、まずICFの基本的な考え方をお話しし、次にそれをいかに実際的に活用するかについて述べたいと思います。

1．ICF活用の基本姿勢

　こういう実践的な立場としては重要なことなので、やや早手回しですが、最初にICFを活用する上で注意すべき基本姿勢について一言申し上げておきたいと思います。

1）分類よりモデルが大事
　気をつけていただきたいことの第1は、「分類」という名のために、また本（文献1参照）を見ると、まるで辞書のように符号・番号（コード）のついた項目がぎっしり並んでいるために、これらの項目、特に符号・番号を全部覚えて、それらを使いこなすことがICFを活用することである、という考え方になりやすいことです。そうして符号・番号を暗記しなければならないと思い、暗記しはじめて挫折してしまうことになりがちです。
　しかしこれは全くの誤りです。
　ICFで最も大事なのはモデルです。モデルに示されている、基本的な「ものの考え方」が大事なのです。この基本的な考え方をしっかりとつかんで、それを実際のケース（対象者）に適用し、それによってケース（対象者）を全面的に把握（理解）することがICFの活用なのです。
　それをする上で、ICFの分類は「見落としなく全体像をつか

む」ための、いわば一種のチェックリストとして役立ちます。その意味で一度は目を通して、どんな項目があるのかを見ておくことは有益です。そして実際のケース（対象者）について使う時に、関係する部分を改めてよく見て、チェックリスト的に活用するのです。

このようにして何回か使えば自然に頭に入ってきます。符号・番号は必要があれば本で調べながら使えばいいので、暗記の必要などはありません。

これとは逆に、モデルとしてとらえることをせず、単に分類や符号・番号を使うことは、ＩＣＦの本当の使い方とはいえず、邪道というべきです。

2）本の順序どおりでなくてよい

第2には実際的なことですが、ＩＣＦを活用する場合に、本の分類表の順序に従わなくてよいということです。

これは「心身機能」→「身体構造」→「活動と参加」→「環境因子」という順にみていく必要はないということであり、またそれぞれの分類の中の章の順序に従う必要もないということです。

ではどうするのがよいかについては、後で詳しく述べます。

2．ICIDH（国際障害分類）からICF（国際生活機能分類）へ

ＩＣＦの画期的な意義を理解するためには、以前の障害観とくらべてみることが重要ですので、歴史を少し振り返ってみたいと思います。

1980年の国際障害分類（International Classification of Impairments, Disabilities and Handicaps、ＩＣＩＤＨ、「機能障害・能力障害・社会的不利の国際分類」）の基本理念は、国連の国際障害者年（1981年）

の世界行動計画にその基本概念が採用され、障害者運動を含め障害関連の事業に大きな影響を与えました。特に障害の階層構造（3レベル、後述）を明らかにした点は画期的でした[2]。

ただ後で挙げるような種々の問題点が最初から指摘されていました。そして改定の必要が早くから論議され、1993年から改定作業が始まりました。

この改定は、広く世界各国の専門家と障害当事者との協力によって、8年という長い歳月をかけて実現したものです。日本の私たちも「WHO国際障害分類日本協力センター」を作って、厚生労働省（厚労省）に協力し、また各国の協力センターと協力しつつ改定作業に参加しました。ICFの成立を機に「国際生活機能分類日本協力センター」に改組し、ひき続きICFの普及・啓発・活用をすすめています。ちなみにこの組織は、研究者3分の1、専門職（中間ユーザー）3分の1、障害当事者（エンドユーザー）3分の1というバランスのとれた構成の委員会で運営されています。これはWHOの方針に従ったものです。

ICFは、ICIDH成立以来の20余年間における障害（生活上の困難・不自由・不利益）及び障害のある人（障害者）をめぐる社会的状況や意識の変化を反映しています。その変化は2つの分類のモデルを比較してみるとよく分かります。

1）ICIDHモデル

ICIDHのモデルは図1に示したとおりで、一番左の「疾患・変調」（病気、けがなど）から右隣の「機能・形態障害」に矢印が延び、そこから「能力障害」に矢印が行き、さらにそこから「社会的不利」に矢印が行くというものです。

この3つ（機能・形態障害、能力障害、社会的不利）を合わせた

図1　ICIDH（国際障害分類）モデル（1980）

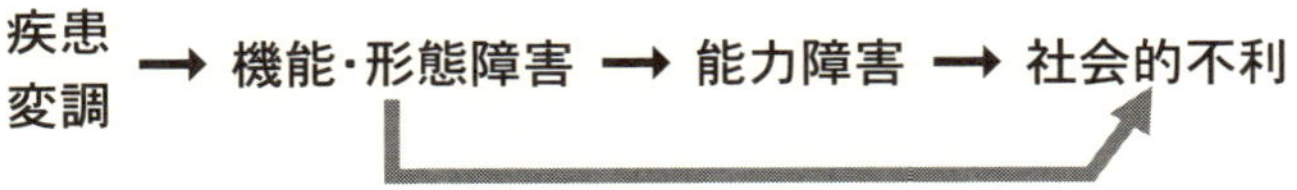

疾患
変調　→　機能・形態障害　→　能力障害　→　社会的不利

ものの全体が「障害」である、障害にはこの3つの「レベル」があるのだ、という理論を打ち出したのは、何といってもICIDHの大きな功績でした。

　障害をこのようにレベル分けしたことによって、「機能・形態障害があっても能力障害を解決することができるし、仮に能力障害が残っても社会的不利を解決することができる」ということができます。この考え方が国際障害者年世界行動計画（1981年）の基本概念として採用され、大きな影響を与えたのです。

　この3つのレベルを簡単に説明します。

①機能・形態障害

　「機能・形態障害」（Impairment）とは「機能障害」と「形態障害」とを合わせた名称です。「機能障害」とは、たとえば脳卒中や脳性まひなどの病気から生じてくる、麻痺（まひ、手足が思うように動かせないこと）や言語障害といったことです。一方、「形態障害」とは手足の切断、あるいは手足や臓器の一部の欠損（たとえば生まれつきの心臓の奇形）などです。

　今まではこういう「機能・形態障害」が障害だ（それだけだ）と理解していたことが多かったように思います。特に医学関係者は「機能、形態障害」だけが障害だと考えている場合が多く、また法律（身体障害者福祉法など）や行政もそういった考えに強く影響されてきました。しかしそうではなく、障害とはもっと広い意味を持

つものだ、ということをはっきりさせたのはＩＣＩＤＨの功績です。
　②能力障害
　「能力障害」（Disability）とは、歩くことが困難、字が書けない、職業上に必要な能力を失ってしまったなどの、広い意味の生活の上で必要な行為の「能力」が低下した状態です。
　さきに医療関係者や法律・行政は「機能・形態障害」（のみ）を障害だと考えやすいといいました。しかし、障害のある人自身からすると、むしろ「能力障害」の方が毎日の生活上の不自由として直接経験していることですから、実感としてはこの方が「障害」として理解しやすいといえます。
　③社会的不利
　しかしそれだけではなく、ＩＣＩＤＨはさらに「社会的不利」（Handicap、ハンディキャップ）も「障害」であるとしました。これは職を失うとか経済的に困難になるとか、その他いろいろな形の社会参加ができなくなること、またその結果として家庭内にいろいろなもめごとも起こるといった、さまざまな、広い意味での社会的な問題です。
　これを含めて障害を３つのレベルからなるものとしてとらえたというのは、非常に広いものの見方だったといえます。
　④各レベル間の関係
　３つのレベルの間（また疾患・変調との間）は矢印で結ばれています。これが左から右への一方向的なものであることについて、本文では「主な影響関係を示したもので、この逆の影響もある」と述べています。ただこの点は、下に述べるように後で大きな問題になりました。
　また図１では「機能・形態障害」から、「能力障害」をとびこえて直接「社会的不利」に、いわばバイパスのような矢印が行ってい

ますが、ＩＣＩＤＨの本文では、たとえば顔のあざ（形態障害）はなんらの能力障害を起こさないが、就職・結婚などには不利になる（社会的不利）という例が挙げられています。

　こういう例はこれ以外にも意外に多く、たとえば脳性まひや脳卒中で、歩くこと自体（スピードや持続距離）には問題ない（能力障害はない）にもかかわらず、歩き方（歩容）が普通でない（機能障害）ために就職等に差し支えること（社会的不利）が残念ながらよくあります。

2）ＩＣＩＤＨモデルへの批判と誤解

　一方、ＩＣＩＤＨの発表の直後からいろいろな批判がなされ、またいろいろな誤解がありました。それは次のようなものです。これはＩＣＦを正しく理解する上でも非常に参考になりますので、少し詳しく述べます。

①矢印が運命論的

　矢印が左から右への一方向的なものであることから、「ある病気があれば必ず機能・形態障害が起こり、そうすれば必ず能力障害を起こし、そのため必ず社会的不利が生じる、という運命論だ」という批判が起こりました。

　これは先に国際障害者年世界行動計画の基本概念として説明したように、実は全く逆で、そういう運命論を打ち破るためにこそＩＣＩＤＨモデルがつくられたのですし、「逆方向の影響もある」とも述べられていたのですが、図にそれが分かりやすく示されていなかったために、また障害というマイナス面中心のモデルであったことも関係して、こういう誤解を許す弱点をもっていました。

②矢印は時間的順序？

　もう１つ、これは批判ではなく、誤解ですが、この矢印が時間的

順序を示すものと受け取って、「病気がこれ以上治らないと決まって（固まって）障害になるのだ」とか、「まず病気の治療が第1で、それが終わってから機能・形態障害の治療（機能訓練）に移り、その回復が頭打ちになってから能力障害への対応（日常生活行為〈ADL〉訓練など）に移り、それが頭打ちになってから社会的不利への対応（家庭復帰や復職）に移るのだ」というような誤解がありました。

これはちょっと考えれば分かるように、ＩＣＩＤＨ以前の非常に古い障害観の残渣（残りかす）です。

この矢印は原因・結果の関係を示すもので、時間的順序を示すものではありません。

第1の「病気が固まったものが障害」というのは、今でも根強い誤解ですし、身体障害者福祉法の基本的な考え方としてもまだ完全には改められずに残っています。この法律は肢切断やポリオが主な対象だった戦後すぐの時代〈1949年〉に作られたのですが、その時代ならこういう考え方も通用したかもしれませんが、今は全く通用しない考え方です。現に1960年代には、進行性筋ジストロフィーや関節リウマチの患者への身体障害者福祉法の適用が「病気がまだ進行中」という理由でなかなか認められなかったという、バカバカしい悲喜劇さえ起こりました。

大事なのは「病気（疾患）と障害とは次元が違う」、「だからこそ両者が共存する場合もある」ということです。さまざまな進行性の筋・神経・骨関節の病気、また内部障害や精神障害の多くでは、この「疾患と障害の共存」を認め、病気の治療と障害への対応の両者を保障することが必要なのです。

第2の「治療・対応は、病気→機能・形態障害→能力障害→社会的不利、の順で」というのはリハビリテーション関係者に多くみられる誤解で、後で述べる「基底還元論」に毒された古い障害観にたったも

のといわざるをえません。ICFはもちろんICIDHの段階でも、これら四者はそれぞれ独自性をもった、レベルの違う別のものなのですから、これらに対し同時に並行して（しかしバラバラではなく、相互の関連性を十分に考慮して）対応をすすめるべきものです。

このようにICIDH以前の古い障害理解を、ICIDHの理解に持ち込むということが実際に起こりました。同じことがICFについて現在も起こっていないとはいえない（後で例を挙げます）ので、十分注意が必要です。

③マイナスだけでなくプラスを見るべき

障害のある人はマイナス面だけでなく、それを上まわるプラス面をもっている、それなのにICIDHはマイナス面だけを見ており偏っている、という批判がありました。

筆者も自分のリハビリテーション医療の経験から、プラスの側面をみることの重要性を痛感し、後で述べるように1987年にそれを発表しています。

④環境が重要

障害の発生には、機能・形態障害や能力障害だけでなく、環境的な因子が大きく影響するのに、ICIDHモデルではそれが考慮されていないという批判が多くの人々から出され、なかでもカナダのケベック・グループの論は影響を与えました。

⑤社会的不利の分類が不備

モデルに社会的不利を加えたことは評価されましたが、社会的不利についての実際の分類項目は僅か7項目（他の機能・形態障害、能力障害の分類はいずれも200以上）と、非常に不備であることが、誰の目にも明らかでした。

⑥障害のある人自身の参加がなかった

ICIDHの作成過程に障害のある人が参加せず、研究者だけで

作った、そのために障害のある人の立場が考慮されていない、という批判もありました。

⑦欧米中心である

分類項目が欧米の文化を前提として作られており、欧米以外の文化を無視しているとの批判もありました。

⑧主観的障害が重要

筆者は1981年1月という早い時期に、ＩＣＩＤＨを紹介するとともに、「ここで取り上げられている障害は結局客観的に存在する障害のみであり、このほかに障害のある人の心の中にある主観的障害というものがある。障害のある人を全体的・総合的に理解・把握するためにも、そしてその上に立って真に効果的なリハビリテーション的な働きかけをするためにも、主観的障害の理解が重要である」と指摘し、「体験としての障害」の概念を提唱しました[3]。この点は後に詳しく述べます。

⑨疾患から直接起こる社会的不利

なお同じ論文[3]で筆者は、疾患から機能・形態障害や能力障害を経由せずに直接社会的不利に向かう、もう1つのバイパス的なルートがあると述べました。これはたとえば、ハンセン病やエイズ、あるいは精神疾患のように、病気がある（あるいはかつてあった）というだけで社会的不利を生じる場合があることを指摘したものです。

以上のような批判を受けて、全世界的な改定作業が行われました。これには障害当事者が加わり、日本をはじめとする非欧米諸国も加わって、衆知を集めてＩＣＦ（国際生活機能分類）ができあがったのです。

図2 ＩＣＦ（国際生活機能分類）モデル（2001）

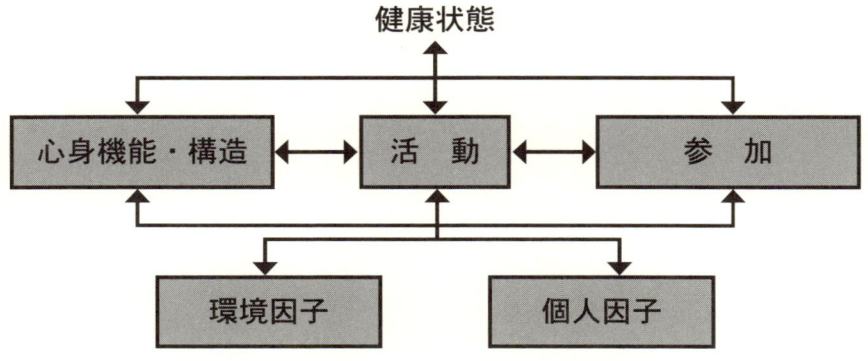

3．ＩＣＦモデル——その基本的特徴

　前置きが長くなりましたが、いよいよＩＣＦモデルです。これは図２に示したとおりで、図１のＩＣＩＤＨモデルに比べるとかなり複雑になり、先に述べたような各種の批判にかなり応えたものとなりました。
　その基本的な特徴は次のとおりです。

１）生命・生活・人生を包括する「生活機能」

　図の中央の列に、「心身機能・構造」「活動」「参加」の３つが並んでいますが、この三者のすべてを含む包括概念が「生活機能」です。生活機能とは、英語の Functioning の訳ですが、この英語の単語も、新しい内容を示すように再定義されたものです。
　生活機能とは、「人が生きること」の全体を示すもので、「心身機能・構造」「活動」「参加」の三者は生活機能の３つのレベルを示し

ています。これは原本では、それぞれ、生物レベル、個人レベル、社会レベルであるといわれていますが、日本語でいう場合には、「生命レベル」、「生活レベル」、「人生レベル」といったほうが分かりやすいと思います。この３つのレベルで、人が生きるということを総合的にとらえるのだということです。

ですから、単に「生活」という言葉と「機能」という言葉をくっつけて、それで分かったような気になってはいけないので、「生活機能」といった場合にはかならずこの３つの内容を含んでいるものと考えていただきたいと思います。

各レベルに含まれる具体的な内容については、後で分類に即して詳しく述べますので、ここでは簡単に説明します。

①心身機能・構造（生命レベル）

人間は生物でもありますので、そのレベルで「生きる」ことをとらえたのが「心身機能・構造」（Body Functions and Structure）です。心身機能とはたとえば手足の動き、精神の働き、視覚・聴覚などの機能です。構造とは、手足の一部とか、心臓の一部（弁など）などの、体の部分のことです。

②活動（生活レベル）

「活動」（Activity）とは、生活行為、すなわち生活上の目的をもち、一連の動作からなる、具体的な行為のことです。一番分かりやすいのは、日常生活行為（ＡＤＬ）、つまり生きていくために基本的に必要な、歩いたり、顔を洗ったり、歯を磨いたり、食事をしたり、風呂に入ったり、トイレに行ったり、服を着たり脱いだり、という行為です。

しかし「活動」とはそれだけではありません。食事を作る、掃除をするなどの家事行為とか、仕事に行って事務を執る、機械を扱うとか、仕事に行くために電車に乗るとか、そういう社会生活上必要

な行為がすべて入り、また余暇活動、つまり趣味や旅行やスポーツなども入ります。

「できる活動」と「している活動」：後で詳しく述べますが、ICFでは「活動」を「できる活動」（「能力」）と「している活動」（「実行状況」）とに分けるというのが重要な点です。

③参加（人生レベル）

「参加」（Participation）とは、人生のさまざまな状況に関与し、そこで役割を果たすことです。これはよく社会参加と言い換えられますし、そういうと一見分かりやすいのですが、社会参加だけではありません。

「参加」というのはもっと広い概念であって、主婦としての役割であるとか、仕事場での役割であるとか、あるいは趣味に参加する、スポーツに参加する、地域の活動に参加する、政治活動に参加する、などのさまざまなものが含まれます。

2）プラスを重視——マイナス（障害）はプラス（生活機能）の中に位置づけて

ICIDHは「障害」というマイナス面だけに注目していましたが、ICFは「生活機能」というプラス面に注目するように大きく変わりました。これは画期的なことで、考え方の180度の転換といってよいものです。

これはもちろんマイナスを無視するものではありません。「心身機能・構造」に問題が生じた状態が「機能障害（構造障害を含む）」（Impairment）、「活動」に問題が生じた状態が「活動制限」（Activity Limitation）、「参加」に問題が生じた状態が「参加制約」（Participation Restriction）です。

このようにそれぞれのレベルで、プラスを前提として、そこに問題が生じた状態（マイナス）をみるわけですから、これは「マイナ

ス（障害）をプラス（生活機能）の中に位置づけてみる」ということができます（後の35ページ図4参照）。

　なおプラス面の包括概念が「生活機能」であるのに対応して、マイナス面の包括概念が「障害」（Disability）です。これまで英語には、日本語の「障害」にあたる包括用語がなかった（そのためＩＣＩＤＨも直訳すれば「機能障害・能力障害・社会的不利の国際分類」であった）ので、ここではじめて包括用語ができたことは重要です。

　なお、ＩＣＩＤＨでは3つのレベルの1つ（「能力障害」）であったDisabilityが、ＩＣＦではマイナス面の全体を示す包括概念（「障害」）に変わったことに注意が必要です。

　このように「障害」も3つのレベルからなるという理解は重要で、これはＩＣＩＤＨからの「遺産」ともいえます。

3）相互作用モデル

　ＩＣＩＤＨでは一方向的であり、批判や誤解を招いた矢印が、ＩＣＦでは双方向の矢印に変わりました。図をみれば分わるように、ほとんどすべての要素が双方向の矢印で結ばれています。これはいわば「すべてがすべてと影響しあっている」ということで、各要素が相互に影響を与えあう、「相互作用モデル」ということができます。

　これは言い換えればモデルの「矢印が大事だ」ということです。

①心身機能・構造と活動との相互作用——悪循環と良循環

　まず、「心身機能・構造」と「活動」の間に双方向の矢印があります。これはまず、「心身機能」の問題（たとえば手足の動きの困難）あるいは「身体構造」の問題（たとえば手足の切断）があると、「活動」の不自由（歩行困難、書字困難など）が起こるということ

とですが、こういう常識的に分かりやすい因果関係だけでなく、その逆の影響もあるということが実は大事です。

現実にこれは非常に重要なことで、「活動」が低下することによって「生活不活発病」（学問的には「廃用症候群」といいます）という「心身機能」の低下が起こることが最近大きな問題になっています。これは生活が不活発になること（「活動」の低下）によって、心身のほとんどあらゆる機能（筋肉、骨、関節、心臓、血液、糖代謝、知的機能、感情、意欲、等々）が、「使わない」（廃用）ために低下することです[4, 5, 7, 8]。2004年の新潟県中越地震では、高齢者を中心にこれが多発しました。

ここで「活動の低下」とは、1つは1日の活動の「量」（体を動かす総量）が減少することです。これはたとえば、それほど重くない病気や手術の時に、「病気の時は安静」という思い込みで運動を制限しすぎるということで起こってきます。また精神障害者をみる場合にも、精神機能の障害だけをみるのではなく、閉じこもりで外出しない、家の中でも何もしない、というような生活全体の不活発さが、実は身体機能にも相当な生活不活発病という悪影響を及ぼしている可能性を考える必要があります。

しかしこのような「量」の減少だけでなく、「質」の低下も重要です。「質」の低下とは、「移動」を例にとると、1つの例は、屋内はよいが、屋外を歩くことが不自由になったというようなことです。そのため近所にしか出歩かなくなり、距離や回数という、歩行の「量」も減ります。

もう1つの例は、そういう時に安易に車いすを使うようにすることです（現在介護保険で車いすのレンタルが容易になったために、こういうことがよく起こっています）。杖類を使えば安全に歩けるのに、車いすにすることで、「移動」という「活動の質」は低下し

ます。もちろん、車いす自体が悪いのではありません。歩行が向上する可能性が十分あるのに車いす使用にすることがいけないのです。他の場合には、車いすによって「活動」が向上することも当然あります。

　不活発な生活で生活不活発病が起こり「心身機能」が低下すると、それがますます生活を不活発にするという「悪循環」が起こります[4,5,7,8]。

　以上はマイナスの影響ばかりを述べましたが、プラスを重視するＩＣＦの立場からは、プラスの相互作用を考えることが重要です。たとえば低下した「心身機能」がリハビリテーション（の機能回復訓練）で改善すれば、「活動」の質が向上する可能性が出ます（本当に向上させるには、直接「活動」を向上させるリハビリテーション〈活動向上訓練、生活行為向上支援〉が必要です）。

　逆に「活動」の向上（質・量の）によって「生活不活発病」が克服され、「心身機能」が向上します。これはまた「活動」を一層向上させますので、「良循環」をつくります。先に述べた「悪循環」を予防し克服するには、この「良循環」をつくりだすことが重要です。

②活動と参加の間の相互作用

　「活動」の制限（たとえば屋外歩行の困難やバス・電車などの利用の困難）があれば、働くことや買い物や趣味の集まりへの参加など、また地域社会のさまざまな会合への出席などの「参加」が制約されます。また家事の「活動」（調理・掃除・洗濯等の生活行為）が困難になると、主婦としての家庭内役割（これも重要な「参加」です）を果たせなくなります。

　逆に種々の理由で「参加」が制約されると、それはそのまま「活動」の「実行状況」（「している活動」）の制限となります。たと

えば定年で退職すると、仕事の上で行っていたさまざまな「活動」（事務を執ったり、機械を扱ったり、など）を行わなくなるだけでなく、通勤（のためのバス・電車等の利用）もしなくなります。また一人暮らしだった高齢女性が息子夫婦と同居したために家事をほとんどしなくなれば、家事の「活動」の「実行状況」はきわめて低くなります。

　このように「活動の量」が低下すると、先に述べた「生活不活発病」を起こし、それが「活動の質」を低下させ、それが「参加」の制約を一層悪化させるというように「悪循環」は「心身機能」と「活動」だけでなく「参加」をもまきこんで、「生活機能」全体におよびます。これを「生活機能低下の悪循環」といいます[7,8]。

　一方プラスの面では、「活動の質」が向上すれば（たとえば遠くまで外出できるようになれば）、「参加」が向上する可能性がでてきます（それを現実化するには「参加」自体を向上させる働きかけが必要です）。

　逆に、「参加」が向上すれば、それは「活動」の向上に直結します。

③心身機能・構造と参加の間の相互作用

　図２では一見「心身機能・構造」と「参加」の間には直接の矢印がないかにみえますが、実は３つのレベルの上を横に走っている両方向の矢印がこれら２つを結んでいます。

　ＩＣＩＤＨモデルの時に説明したように、「活動」には制限がなくても、「心身機能・構造」に問題（顔のあざ、歩容の異常など）があることで「参加」の制約（就職、結婚の困難）が生じることがあります。また、高齢者で時にみられることですが、尿失禁（「心身機能・構造」レベル）が思わぬときに起こることがあり、外出時にそれが起こると恥ずかしいので、外出を控える（「参加」レベル

の低下)といったこともあります。

　また、逆に「参加」の制約、たとえば交友や趣味などの機会がなくなり、生きがいを喪失することで、「うつ状態」(心身機能の低下)を起こすこともあります。

　プラスの面で、これらが互いによい影響を与えあうことがあることもいうまでもありません。

　以上のほかに、生活機能の3レベルと「環境因子」「個人因子」「健康状態」との相互作用がありますが、それはそれぞれの項目で述べることにします。

4)環境因子と個人因子

　ICFがICIDHから進歩したもう1つの大きな特徴は、「背景因子」(Contextual Factors)というものを導入したことです。これは生活機能ではありませんが、生活機能に大きな影響を与えるものです。「背景因子」には2つあって、1つが「環境因子」、もう1つが「個人因子」です。

①環境因子

　「環境因子」(Environmental Factors)といいますと、物的な環境をまず第1に考えがちです。バリアフリーという場合は、ほとんど、建物とか道路とか交通機関などの環境を考えています。環境保護というような場合には自然環境をいいます。このように環境というと物的な環境しか考えないことが普通です。

　しかし、ICFの優れたところは、そういう物的な環境だけではなくて、人的な環境、社会意識としての環境、そして制度的な環境というように、非常に広く環境をとらえていることです。

　物的な「環境因子」にしても、建築・道路・交通機関なども当然含まれますが、福祉用具(杖、義肢装具、車いす、など)も「環境

因子」であるとされています。

　人的な「環境因子」には、家族、友人、仕事上の仲間などが含まれます。また社会的な意識（社会が障害のある人や高齢者をどうみるか、どう扱うか、等）も人的な「環境因子」です。

　制度的な「環境因子」としては、サービス・制度・政策が挙げられています。つまりわれわれサービス提供者が行うことは、医療であれ、就労援助であれ、福祉であれ、介護であれ、すべて利用者・障害当事者にとっては「環境因子」なのです。

　このように「環境因子」というものを非常に広くとらえているのがＩＣＦの特徴です。

　「環境因子」と「生活機能」との相互作用：ＩＣＦモデルでは「環境因子」と「心身機能・構造」「活動」「参加」との間に双方向的な矢印があります。環境はこれらに大きな影響を与えるわけですが、その影響は非常に多様です。普通は「環境因子」がマイナスにはたらくと考えられる場合が多いようですが、プラスにはたらく場合も決して少なくありません。ここではプラスにはたらく場合を中心に、２、３の例を挙げるにとどめます。

　「機能障害」がある時に、それが「活動制限」を起こさないですむかどうかに「環境因子」が影響しますが、その例としては、下肢の筋力低下がある時に、適切な歩行補助具や装具（物的「環境因子」）を用いて、活動向上訓練としての実用歩行訓練（制度的な「環境因子」としての「サービス」）が行われれば、実用歩行が可能になる（「活動制限」を避けられる）、という例が挙げられます。

　「活動制限」がある時に、それが「参加制約」にならないですむかどうかの例としては、歩行・移動についての物的環境の「バリアフリー化」が挙げられますが、それ以外に就労の困難に対する共同作業所という「働く場」の提供（サービスという「環境因子」）も

よい例です。

またコミュニティの活性化によって高齢者の「参加」の機会を増やすことは、高齢社会の社会的「環境因子」の今後の大きな課題です。

「環境因子」が「生活機能」に対してプラスの影響をしている時は「促進因子」(Facilitator) とよび、マイナスの影響を与えている時は「阻害因子」(Barrier) と呼びます。

逆方向の影響関係として、ICFモデルでは「生活機能」から「環境因子」への影響を下向きの矢印で示しています。普通はこんなものはないと考えられがちですが、私はこれにも深い意味があると思います。しばらく皆さんに考えていただいて、後でお話したいと思います。

②個人因子——個性の尊重

「個人因子」(Personal Factors) とは、その人固有の特徴をいいます。これは非常に多様であり、分類は将来の課題とされて、例が挙げられているだけです。年齢、性別、民族、生活歴（職業歴、学歴、家族歴、等々）、価値観、ライフスタイル、コーピング・ストラテジー（困難に対処し解決する方法・方針）、等々です。

このように「個人因子」はモデルに入っただけで分類は作られなかったというので、どうも軽く見られているきらいがあります。しかし私は「個人因子」は非常に重要だと思っております。というのは、これは「個性」というものとほとんど同じではないかと思うからです。

いま、利用者、患者、あるいは共同作業所でいう「仲間」の個性を尊重しなければいけないということが、福祉でも医療でも強調されています。我々のサービスは、画一的なものであってはならない、一人ひとりのニーズの個別性にたった、個性を尊重したもので

なければいけない、といわれています。その個性を把握する上で非常に大事なのがこの「個人因子」であると私は思います。個人因子はもっと強調されていいものです。

　「個人因子」と「生活機能」との相互作用：「個人因子」は生活機能の３つのレベルにさまざまな影響を与えますし、生活機能からも影響を受けます。特に生活歴、価値観、ライフスタイルは、「どのような生活・人生（活動・参加）を築いていくか」という目標の選択・決定に大きく影響します。たとえ「生活機能」の３レベルや「環境因子」がほとんど同じ人が２人いたとしても、これらの「個人因子」が違っていれば、目指す生活・人生は大きく違ったものになるのが当然です。

　またコーピング・ストラテジーも一人ひとり違うので、種々の問題解決に当たって、そのやり方の選択には個人差があり、それを十分尊重しなければ本当に満足の得られる解決は得られません。

　逆に「個人因子」も決して不変不動のものではなく、生活歴やライフスタイルなどは「生活機能」や「障害」、また「環境因子」（サービスを含む）の影響を受けて変化していく面もあります。これがマイナスの方向にでなく、プラスの方向に変化するよう援助することも、サービス提供者の重要な任務です。

　最後に付け加えれば、「環境因子」に対して「個人因子」が影響することもあります。というのは、「環境因子」は本来非常に多様なもので、選択が可能なものです。たとえば職業を選ぶ、居住地を選ぶ、つき合いの相手を選ぶなどです。その選択を最終的に規定するのは、本人の「生き方」、つまり価値観（「個人因子」）だからです。

５）疾患・変調から健康状態へ

　ＩＣＦの、もう１つの重要な変化は「健康状態」です。「障害」

（生活機能低下）を起こす原因は、ＩＣＩＤＨでは疾患・変調（病気やけが、その他の異常）とされていましたが、ＩＣＦではそれだけでなく、妊娠・高齢（加齢）・ストレス状態その他いろいろなものを含む広い概念となりました。妊娠や高齢は「異常」ではなく、正常で、むしろ喜ばしいことですが、やはり「生活機能」にいろいろな問題を起こすものだからです。

　このこと１つとってもＩＣＦが「障害の分類」ではなく「すべての人の生きることの分類」になったことがよく分かります。

「健康状態」と「生活機能」との相互作用

　「健康状態」は、「生活機能」の３つのレベルに大きな影響を及ぼします。「心身機能・構造」に大きく影響することはいうまでもありませんが、「活動」「参加」にも直接影響を及ぼします。「活動」への影響の例としては、「病気があるのだから無理をしてはならない」「病気の時は安静第１」と、軽い病気でも「活動」の量を低下させてしまうことが挙げられます。

　「健康状態」が直接「参加」に影響する例としては、前述した、ハンセン病やエイズ、あるいは精神疾患（たとえ治癒していても）が、就職や結婚のマイナスになることが挙げられます。もっと日常的なこととしては、「活動」の場合と同様に「病気だから」と「参加」を低下させてしまうことが挙げられます。

　逆に「生活機能」が「健康状態」に影響する例としては、いま非常に重視されている「生活習慣病」を挙げることができます。食習慣・運動習慣・喫煙など（いずれも「活動」レベルを中心に、他の２レベルにも関係）が、肥満・糖尿病・がんなどの「健康状態」の発生に大きく影響するのです。「生活不活発病」も「健康状態」と「心身機能・構造」の両者にまたがっています。

　以上でＩＣＦモデルの双方向的な矢印の意味を、後に述べる一つ

を除いてすべて説明しました。「すべての要素が他のすべての要素と影響しあう相互作用モデル」ということをお分かりいただけたと思います。

6）「できる活動」と「している活動」

　ICFの特徴の最後に、先に簡単にふれた、「活動」を、「能力」と「実行状況」との2つの面からとらえるということを、すこし詳しく説明したいと思います。

　これは非常に重要なことで、我々が以前から、「できる活動」と「している活動」を分けて、両方を重視すべきだといってきたことに一致しています[4〜8]。

　「している活動」（「実行状況」）とは現在の生活で実際に行っている「活動」（生活行為）です。これをとらえることは難しくなく、実際の生活を細かく観察することで把握できます。

　「できる活動」（「能力」）には2種類あって、1つは、現在（たとえば過去1年）は機会がなく、していないが、機会さえあれば「できる」（能力のある）「活動」です。たとえば、水泳、自転車乗り、特殊な技能（機械の操作など）、などです。よく話を聞きさえすれば（もちろん検証は必要ですが）、これをとらえることはそう難しくはありません。

　より重要ですが、正しく把握するのが難しいのは、もう1つの「できる活動」です。これはリハビリテーションや特別支援教育などの場で、専門家が技術・経験・知識を駆使し、補助具なども用いて働きかけてはじめて、訓練や評価（テスト）の時に「できる」ことを確認することができるものです。本人さえ気づいていなかったような潜在的な「能力」といってもいいものです。

　このような「できる活動」はすぐには「している活動」とはなり

ませんが、系統だった働きかけ（「活動向上訓練」、「生活行為向上支援」）によって「している活動」にしていくことができます[7,8]。

4．ＩＣＦの目的——「生きることの全体像」についての「共通言語」

　ＩＣＦモデルの特徴をお分かりいただいたところで、１歩戻ってＩＣＦの目的について考えたいと思います。
　ふつう分類の目的というと、統計というのが１番先に来ます。特に国際分類となると、各国の統計の国際比較が目的と考えられがちです。ＩＣＤ（「国際疾病分類」）の場合はまさにそこから出発し、現在も（疾患概念の定義という学問的・臨床的意義も少なくありませんが）、それが大きな意味をもっています。ＩＣＩＤＨも実はそこから出発したのですが、広く使われているうちにどんどん使いみちが拡大し、ＩＣＦにいたっては統計以外の目的がむしろ大きくなったということができます。なかで１番大きいのはこれから述べる、実際の当事者に対するサービス場面での活用です。そのほかに障害統計、調査・研究、教育、啓蒙（啓発）等々に使われることはもちろんです。
　サービス場面における活用で大事なのは、ＩＣＦは〝「人が生きることの全体像」についての「共通言語」〟だということです。つまりある人（自分自身を含め）の全体像をとらえるために、またそれを他の人に正しく伝えるために使うのです。

１）人が生きることの全体像：ＩＣＦは「統合モデル」
　生活機能をとらえるということは〝「生活機能」の「心身機能」「活動」「参加」の３つのレベルのどれにも偏らずに、全体を見落としなくとらえる〟ということです。こういうと当然のことのように

聞こえるかもしれませんが、こういう見方に到達するまでには、世界的にもかなりの年月がかかったのです。

①**医学モデル**　障害をとらえる見方はまず「医学モデル」から始まりました。これは「心身機能・構造」(むしろ「健康状態(病気など)」)を過大視し、それによって「活動」も「参加」も決まってしまうかのように考える、狭い見方です。

②**社会モデル**　それと正反対な見方に、いわゆる「社会モデル」があります。社会的な「参加」と「環境因子」を重要視するのはよいのですが、それを過大視する見方です。「障害を作るのは社会の環境である」というのがその基本主張です。「心身機能・構造」も「活動」もあまり重視しません。極端な場合には「心身機能」の低下・異常は単なる個人差であって障害ではないとまでいうこともあります。いずれにしてもバランスのとれた見方とはいえません。

③**統合モデル**　ＩＣＦはこれら両極端を批判し、総合した「統合モデル」(「生物・心理・社会モデル」)です。次の３つが大きな特徴です。

　①すべてのレベルを重視：１つや、２つのレベルを過大視せず、３つのレベルの全体を見、全体的にとらえる。
　②相互作用を重視：生活機能の３レベルが互いに影響を与えあう。さらに、一方では「健康状態」、他方では「環境因子」と「個人因子」が生活機能の３レベルと影響を与えあう。このような相互作用を重視する。
　③「プラス面」から出発：プラス面を重視し、マイナス面をもプラス面の中に位置づけてとらえる。

「人が生きることの全体像」とは、このような３つの特徴に立ってとらえたものです。

このようにいいますと、ＩＣＦモデルは一見したよりもずっと複

雑なものだな、とお感じになるかもしれません。そして、どうしてそんなに複雑に考えなければならないのか、と疑問に思われるかもしれません。

しかし実は「人が生きる」ということの現実が非常に複雑で錯綜したものなのです。それを簡潔によく整理してくれるのがこのICFなのです。最低限これだけの角度から物事をとらえなければ、「人が生きる」ことの全体はとらえられないということです。

現在、問題を単純化して、ICFが「社会モデル」である、という誤った説が一部で流れていますので、注意が必要です。

2)「共通言語」とは──分類ではなく生活機能モデルが大事

では「共通言語」とは何でしょうか。言語というと英語などの外国語を考えがちで、しかもICFの本がまるで辞書のように単語が並んでいるものですから、「ICF語」とでもいった新しい言語を学ばなければ（分類表を暗記しなければ）使えないのか、という疑問が起こりがちです。しかしそれは全くの誤解です。

「共通言語」とは「共通のものの考え方・とらえ方」ということです。つまり、上に述べたような、「人が生きる」ことを包括的・総合的にとらえる見方・考え方を共通にもつということです。

「共通言語」が必要なのに、今それが一番欠けているのは、残念ながら何といっても障害のある人・患者・介護保険利用者などの当事者・家族と、医師をはじめとする医療関係者・その他の専門家との間だと思います。読者の皆さんも専門家との間で「話が通じない」という感じをもたれたことが少なくないと思います。

それに次いで「共通言語」が必要なのが、各種の専門家同士の間です。医療と教育、職業リハビリテーションと福祉、などの専門家同士の間でさえ「話が通じない」ことが少なくありません。そのた

めチームワークや横の理解・連携がなかなかとれないのが残念ながら現実です。

　しかし、だからこそ「共通言語」が大事なのです。当事者・専門家を問わず、また行政も含めて、全員がＩＣＦの基本的な考え方を理解して使いこなし、相互理解を促進し、問題解決のための協力を進めていくことが大事なのです。

　当事者は自分の生活・人生の専門家―自己決定権の正しい行使を：これと関連して大事なのは、当事者は、自分の生活・人生については一番よく知っているということです。また「個人因子」についても、「環境因子」（の身近な部分）についても本人・家族が一番よく知っています。

　ですから、「健康状態」と「心身機能」だけは医療関係者の専門範囲かもしれない、また「環境因子」の制度的・サービス面は福祉の専門家や行政の専門かもしれないけれども、「活動」「参加」「個人因子」、それから「環境因子」の半分くらいは、本人、家族の専門範囲だ、といってよいと思います。その意味で本人、家族は自分の生活・人生の専門家なのです。

　ですから本人・家族は、自分の専門である生活・人生（「活動」「参加」、また「個人因子」「環境因子」）については、医療や福祉の専門家と同等に発言すべきです。本人たちが発言しなければ、医療や福祉の専門家には本当のところはわかりません。このような本人・家族の積極的な参加がなければ、本当にいい医療も福祉もできないのです。

　これは本人が専門家と協力して自己決定権を正しく行使するための、また専門家が専門的な立場からそれを支援するための重要な前提条件です。

5．ICFの実践的意義

　ICFの活用法をお話する前提として、ICFを活用することで、利用者・患者・仲間たちの生活・人生をどのように向上させることができるか、そのために大事なポイントは何か、ということをお話したいと思います。

1）隠れたプラスの側面を引き出し、伸ばす
　第1はプラス、特に隠れたプラスを見つけ、引き出し、発展させることの重要さです。
　私は長年リハビリテーション（機能回復訓練ではなく、「全人間的復権」という、この言葉の本来の意義に立ったもの）に携わった経験から、障害を克服する上で大事なのは、マイナスを減らすことよりも、プラスを増やすことであるという理解に、かなり早い時期に到達していました。
　そして1987年の講演で図3を用いて、障害のある人や介護の必要な人の全体像を図の左にある大きな四角で表せば、障害（マイナス）はその中の一部を占める小さな四角であるとしました。そして残りは健常な機能・能力（プラス）であり、プラスはマイナスよりはるかに大きいのだと述べました。これは誇張しているように思われるかもしれませんが、いま現に存在している「残存機能・残存能力」だけでなく、隠れたプラス（「潜在性生活機能」）を含めて考えれば、プラスは非常に大きいのです[4]。
　実際、リハビリテーション（古い「基底還元論」〈後述〉的なものではなく、後で述べる生活行為向上訓練を中心としたもの）や「よくする介護」（後述）などの専門的技術をもって働きかければ、

図3　プラスの側面を捉え伸ばすことの重要さ

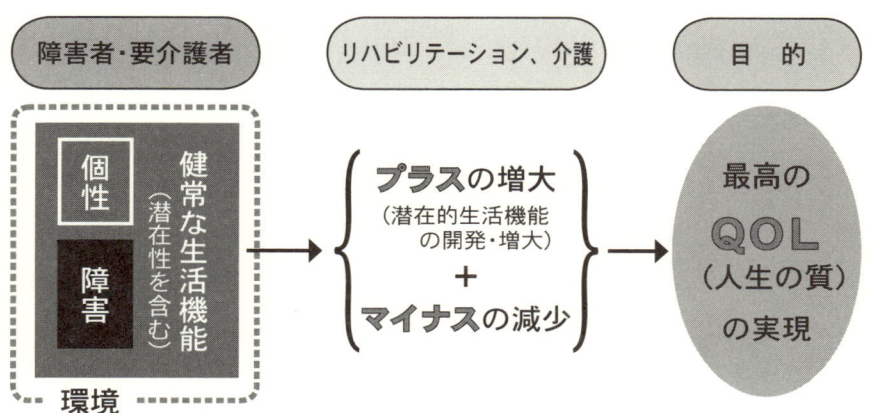

（上田、1987、2002）

引き出すことのできる隠れたプラス、すなわち潜在的な生活行為の能力や、拡大することのできる社会的役割は非常に大きいのです。そしてこの潜在的なプラスを引き出し、伸ばすことを主にし、それに加えてマイナスを減らすこと、が真のリハビリテーションです。福祉においても介護においても同じようにプラスを引き出し、伸ばすことが重要です。介護においてもプラスを引き出すことは可能で、それが「よくする介護」です[7]。そうしてはじめて、目的とする「最高のQOL〈人生の質〉の実現」を達成することができるわけです。

　この潜在的なプラスを見抜き、引き出すことができるかどうかがリハビリテーション、福祉、介護などの成否を決めるのであって、そこが専門家としての見識や技術が問われるところです。

　図3は1987年の原図を2002年に追加・修正したものです。追加点の1つは個性です。人は一人ひとりみな個性を持っている。しかし、個性（「個人因子」）は一人ひとりみな違う。だからそれを尊重

しなければ、ある人にはうまくいった対応でも、別な人には全然うまくいかないことも起こりうるということです。

　もう1つ追加したのは環境です。人は、その人特有の環境に生きている。そこまで含めて理解しなければ真の理解はできないということです。

　また、修正点は言葉の使い方で、1987年にはプラスを「健常な機能・能力」としていましたが、ＩＣＦに学んで、現行のように「健常な生活機能（潜在性を含む）」としました。

　真の「生きることの全体像」：これと同じ「大きなプラスの中に小さなマイナスがある」という考え方を、ＩＣＦモデル全体に適用することができます。それを図4に示しました。

　この図の下部には「主観的次元」に属するものとして、「主観的体験」という大きな四角の中に「障害体験」という小さな四角があります。これは私が1981年に「体験としての障害」として提唱した概念をＩＣＦの理念に立って拡大したもので、後で詳しく説明します。

　この図では、ＩＣＦの各要素が大きな四角で示され、それぞれの中に小さな四角があります（個人因子を除く）。大きな四角はＩＣＦの生活機能モデルの各要素であり、その中の小さな四角がマイナス面、それ以外の部分がプラス面（潜在的なプラスを含む）です。

　先に詳しく述べたようにＩＣＦの各レベルの間、およびそれらと関係する諸因子の間には複雑な相互作用があります。しかもそれには各レベル・因子のプラス同士の関係、マイナス同士の関係、プラスとマイナスの間の関係があり、また同じレベルの中のプラスとマイナスとの間にも相互作用があります。ですから、プラスとマイナスを別々に考えるのではなくて、それらは互いにどういう関係にあ

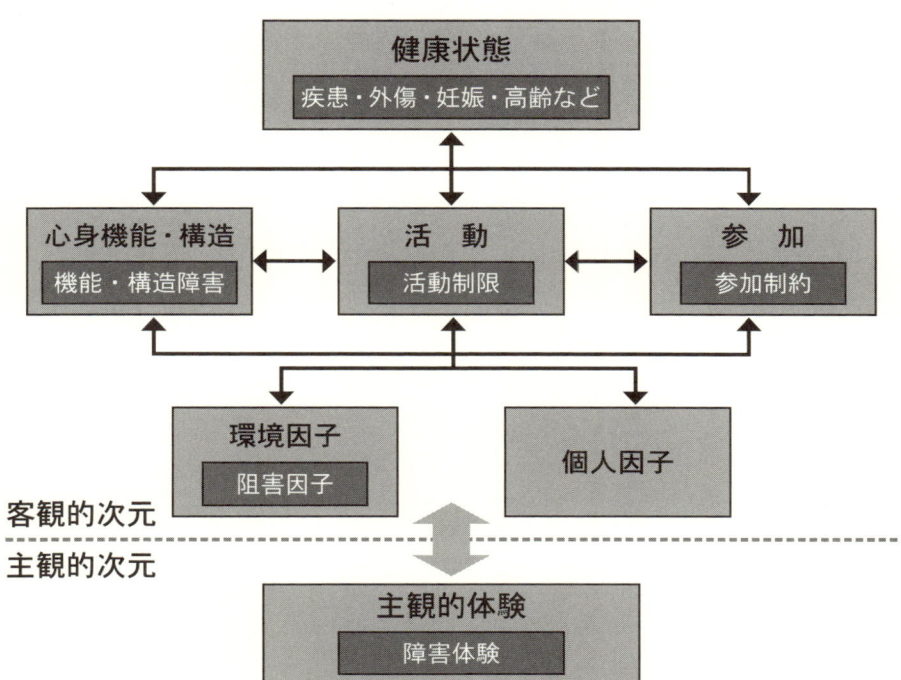

図4 真の「生きることの全体像」

るのかということを具体的に考えていくことが大事です。

　この際すべての関係をリストアップすることが大事なのでなく、問題（マイナス）を解決するには、そのマイナス自体を減らすことを考えるよりも、しばしばそのレベルの、あるいは他のレベルのプラスを伸ばすことのほうが有効であることを忘れずに、そのようなプラスを探すことが重要です。

　こういうとあまりにも複雑だと思われるかもしれません。しかし前にもいいましたが、人間が生きるということの全体像が複雑なのであり、これでも最低限に整理したものだということを分かってい

ただきたいと思います。

　後でこの図を「ICF整理シート」として実際に使う活用法を説明しますが、このように各要素についてマイナス面とプラス面を明らかにし、さらにそれらの間の相互関係（矢印の意味）を明らかにすることで（さらにいえば「主観的障害」をも含めて考えることで）はじめて、真の「生きることの全体像」をとらえることができるのです。

2）階層性の意義──相互依存性と相対的独立性

　話を「生活機能」の3つのレベルに戻して、3つのレベルがあるということにはどういう意味があるか、ということを考えてみたいと思います。

　これはちょっと難しい言葉になりますけれども、階層性（階層構造）の意味ということになります。階層構造とは単純な階層（レベル）の上に、より複雑な階層（レベル）が乗る、というかたちで積み重なった構造をいいます。すなわちICFは3つの階層からなる構造として「人が生きること」をとらえています。「心身機能・構造」のレベルが1番下にあり、そのうえに「活動」のレベルが乗り、そのうえに「参加」のレベルが乗っているという構造になっているわけです。

　階層構造で大事なのは、各階層の間には、相互依存性と相対的独立性とがある、ということです。

　相互依存性というのは（これは分かりやすいことですが）、お互いに影響を与えあうということです。これはこれまで十分説明してきたと思います。

　大事なのは相対的独立性ということです。これは、お互いに影響は与えあうけれども、それぞれのレベルには独自性があって、他か

らの影響で全部決まってしまうことはない、ということです。

もし他のレベルで全部決まってしまうのだったら、たとえば「心身機能・構造」レベルが決まれば、それで「活動」レベルも「参加」レベルもすべて決まるとしたら、そもそも3つのレベルを分ける必要はなく、1つでいいわけです。そうではなく、それぞれのレベルに一定程度の独自性があるからこそ、3つに分けて3つを別々にみる必要があるわけです。

事例を通してこれを考えてみたいと思います。

事例1：脳卒中

「健康状態」としては脳卒中があったとします。「心身機能の低下」としては右片麻痺（右の手足のまひ）、そして「活動制限」としては歩けない、字が書けない、ということがあり、そのために「参加制約」としては失職ということがあったとします。

これについて、右片麻痺が治らなければ職を失うのは当然だ、というように考えるとしたら、これは相対的独立性を認めない考え方であり、これを「基底還元論」といいます。これは基礎となるレベル（この場合は「心身機能・構造レベル」）にすべてが還元される（それで決定される）とする考え方です。

ではどうすればこの問題を解決できるかということです。1つの考え方としては、原因が脳卒中だから脳卒中を治すのが先決だ、という、原因に遡って治すという考え方があります。普通はこういう原因療法が一番いいとされています。ただ、脳卒中というのは脳の中で起こってしまったことなので、今さら治すことはできません。

次の考え方は、では右片麻痺を機能回復訓練によって治すことだ、ということで、普通リハビリテーションというのはそれをやるのだろう、というふうに思われています。これはまさに基底還元論

的な考え方です。つまり、麻痺が治る以外に「歩けない」「字が書けない」ということを解決する方法はない、とする考え方です。

　しかし、実はリハビリテーションとはそういうものではありません。もちろん、麻痺の回復を初めからあきらめるわけではなく、回復への努力は払います。しかし、現実問題として、麻痺が完全に治る場合は、稀にはありますが、それほど多いものではないのです。そうすると麻痺を治す訓練しかしなかったとしたら、どんなに長い期間やっても結局は失望に終わるだけです。

　むしろ現実的にすぐに効果が出るのは、杖（歩行補助具）や装具を用いて実用的な歩く訓練をすることです。それによって短期間（2〜3週）で自立歩行が可能になります。かなり重い麻痺でもこれは可能です。そうして歩く練習を続けることで、スピードも普通の人と違わないぐらいになります。そして歩くことがよい刺激になって、麻痺自体の回復も促進されます。

　また書字についていえば、字を書くことは右手でなければならないと決まっているわけではないのですから、左手で字を書く練習をするのがよいのです。そうしますと、約3ヶ月で左手できれいに字を書けるようになります。

　きれいといいましたが、それはもともと字のきれいな人の話でして、右手できれいな字を書いていた人は左手でもきれいになります。右手で適当な字を書いていた人は左手でも適当な字です。ただしもとと同じくらいのところまでいくわけです。

　職業についても同じです。肉体労働や技能職（大工、左官、など）は困難ですが、事務職は片手で全く問題ありません。学校の先生にも左手で黒板に字を書くことで復職した人、その他片手で復職した人がたくさんいます。特に主婦は数え切れないくらいに自宅復帰して問題なく主婦業を続けていらっしゃいます。片手片足の麻痺

が相当重くてもできます。

これは「活動」レベルには相対的な独立性があるということです。麻痺（「心身機能」の低下）が治らなければ「活動」ができるようにならないというものではなく、「活動」レベルの相対的独立性を利用して、歩行、書字（「活動」レベル）に直接働きかけることが非常に効果的だということです。そしてそういう「活動」レベルの向上が復職、主婦としての家庭復帰などのかたちで「参加」の向上に直結するということです。

事例2：統合失調症

もう1つの例として、「健康状態」に統合失調症がある場合を考えたいと思います。「心身機能」の問題としては自閉傾向が強くて、「活動制限」としては対人関係の障害が強い。そして「参加制約」としては、働くことができないでいる、というような場合です。

こういう場合に、「参加」のレベルに働きかけて、作業所に就労するというのが1つの解決法です。

作業所で働くことを通じて、さまざまな場での人間関係を経験します。そうすると対人関係の障害が改善し、そして自閉傾向自体も改善してくるということが起ります。統合失調症が治ったわけではないけれども、それからくる障害（「生活機能低下」）は改善するわけです。

これは「参加」レベルの相対的独立性を利用して、そこから逆に活動や心身機能のレベルへの、（いままでにはなかった）新たなプラスの相互依存性を開発して活用していくということです。

3）生活機能低下の原因と解決のキーポイントは別

以上の2つの例をまとめると、「生活機能が低下する因果関係と

解決のキーポイントは別だ」ということができます。すべてではありませんが、そういうことが多いのです。

脳卒中の例では、原因は「健康状態」と「心身機能・構造」レベルにありましたが、解決のキーポイントとしては、「活動」レベルに直接働きかける「活動自立訓練」（生活行為向上支援）が有効でした。統合失調症の場合にも、原因は同様に「健康状態」と「心身機能・構造」レベルにありましたが、解決のキーポイントとしては「参加」レベルに直接働きかけることが有効でした。そうして「参加」が向上することで「活動」にもいい影響があり、最終的に「心身機能」にもいい影響がありました。

ですから、現在の問題がどこからどのようにして起こってきたかという因果関係をつかむことは大事ですが、因果関係にとらわれてはいけません。やはり、全体像を把握することが大事で、それによって問題をもっとも有効に解決する鍵となる「キーポイント」はどこかを見つけることが大事です。

4）ICFモデルの立場にたつことで避けられる誤り

ICFの実践的な意義は、「ICFの立場にたつことで、どのような誤りを避けることができるか」というように問題をたてることではっきりする面があります。

私は少なくも次の3つの、しばしばみられる誤りを避けることができると思います。

①基底還元論の誤り

基底還元論（Reductionism）とは、還元主義ともいい、もっとも基礎（基底）にある（もっとも単純な）階層の法則で、より高い（より複雑な）階層の現象を説明しようとする考え方です。

自然科学は概してこのように、上のレベルの、より複雑な現象を

下のレベルの法則に還元しようとする傾向が強く、そのためこれが唯一の科学的な方法だと考えられやすい面があります。しかし、これは誤解であって、自然科学でも、すべてが基底に還元できるわけではありません。まして「人が生きること」はきわめて複雑な構造をもっているものですから、それを何かに還元しようとすることは、過度の単純化であり、かえって非科学的な態度です。

　生活機能モデルでいえば、基底還元論とは「心身機能・構造」レベルを過大視して、それがほとんど「活動」「参加」を決定するとする考え方です。したがって問題を解決するには「心身機能・構造」を改善する以外に方法はないということになります。

　これはまさに狭い「医学モデル」であって、現在でもまだこの影響は医療関係者には強いのですが、大きな間違いです。先に例を挙げたように、「活動」レベルや「参加」レベルに直接働きかける（相対的独立性を活用する）ことが非常に有効なのです。

　この基底還元論の誤りの基礎は、「相対的独立性」を無視して、「相互依存性」（それも「心身機能・構造」レベル最優先の）のみを考えるところにあります。

②環境因子偏重の誤り

　逆方向の誤りに「環境因子」を過大視し、生活機能低下（障害、要介護状態、等）の原因としても解決法としても、「環境因子」を過度に重要視する傾向があります。これが「社会モデル」であって、基底還元論が医療関係者に多かったとすれば、これは福祉関係者に多いといえます。また基底還元論の限界を感じた医療関係者が、一気に反対の極にいってしまって、この立場になることも少なくありません。

　これは、歩行や日常生活行為が困難になれば、（歩行等を向上させる「生活行為向上支援」を行うのでなく）、すぐ住宅改修や車い

す導入という、「環境因子」のみへの働きかけで解決しようとする考えかたです。

　ＩＣＦの立場からは、「環境因子」は重要ですが、それはあくまで「活動」や「参加」との交互作用においてであって、それ自体だけで決定的な影響を与えるものではありません。

　この環境因子偏重の誤りの基礎は、基底還元論とは逆方向ですが、結局は同様に「相対的独立性」を無視して、「相互依存性」（「環境因子」最優先の）のみを考えるところにあります。

③分立的分業の誤り

　一見ＩＣＦの階層構造を尊重しているようでいて、実は大事なところでそれから逸脱しているのが、「分立的分業」の考え方です。これは多職種のチームワークが非常に重要な分野で、実際に多くの職種が一緒に働いてはいるが、実は各職種のあいだの「壁」が厚く（「なわばり」がきびしく）、全く独立にバラバラに患者・利用者に働きかけている状態を、「ＩＣＦモデルに沿った業務分担だ」として正当化するような立場です。

　リハビリテーション医療でも、介護や介護予防でもそうですが、多くの職種がチームを組んで対処しなければ解決できないような、複雑な問題をかかえた人が非常に多くなっています。

　それなのに、このような分立的分業では、たとえば、「健康状態」は医師、「心身機能・構造」は理学療法士（主に下肢・体幹）と、作業療法士（主に上肢）、「活動」は看護・介護職、「参加」は社会福祉士、「環境因子」は福祉工学専門家や義肢装具士などと分担します。そうして「生活機能」モデルのすべてに総合的に対処していると称するのです。分担すること自体は間違いとはいえませんが、問題は、各職種の間に共通の目標も方針もなく、情報交換ですら表面的で、バラバラに働きかけが行われることです。互いに相矛盾す

る働きかけが行われることも少なくなく、効果は相殺されてしまって、問題は解決できないし、かえってマイナスになることさえ少なくありません。

　これは「相対的独立性」を絶対的独立性にまでしてしまい、「相互依存性」を無視する（ＩＣＦモデルでいえば、矢印を無視する）考え方だということができます。また「共通言語」がない状態だともいえます。

　以上３つの誤りは、現在残念なことに非常に広くみられることです。ＩＣＦの思想を普及することで、こういう誤った考え方を打破することができるし、それが現在の大きな課題です。

６．ＩＣＦの構成と使い方

１）コードの原則

　ＩＣＦにおける分類は多数のコードから成り立っています。コードとは符号です。これはローマ字１字が先頭にきて、その後に数字が何個か続くというものです。

　ローマ字は、心身機能はbodyのb、身体構造はstructureのs、活動はactivityのa、参加はparticipationのp、環境因子はenvironmental factorのeが頭につきます（「活動」と「参加」の分類は共通リストになっており、仮にd〈domain、領域〉が頭についていますが、かならずaまたはpをつけて使うもので、dだけで使うことはありません）。

　それに数字が付きますが、大分類は１字です。それから３つの数字が並んだものが中分類、さらに１字がくっついたものが小分類です。ごく稀ですが、数字が５つ並んで細分類になる場合もあります。

例を示しますと、"a6"とは活動の大分類（章別）の6で、第6章の「家庭生活」に関する活動ということです。非常に広い、家庭生活に関係する活動のすべてを含んだものが"a6"です。
　中分類の例は"a630"、これは「調理の活動」です。
　さらに小分類になりますと"a6300"は「簡単な食事の調理活動」、"a6301"は「手の込んだ食事の調理活動」となります。
　この小分類の中には8や9がつくものがあります。これはすべての中分類についてありますが、調理を例に挙げて示します。
　"a6308"とは「その他の特定の調理活動」です。これは、「簡単な」でも「手の込んだ」でもない、何らかの別の調理活動を指します。
　"a6309"は「詳細不明の調理活動」で、これは調理活動であることは確かだが、「簡単な」か「手の込んだ」か、また別のものかが不明であるということです。これは他の人がとった記録をコード化して統計をとる時などの話です。
　同様のものが各章の中のブロック（章を大きく分けたもので、たとえば第6章「家庭生活」は「必需品の入手」「家事」「家庭用品の管理および他者への援助」の3ブロックに分かれる）の末尾にも、各章の末尾にもあります。第6章の「家庭生活」の末尾の例をとりますと、
　"d698"は「その他の特定の家庭生活」
　"d699"は「詳細不明の家庭生活」です。
　これらは、統計的な処理の場合に必要になることがあるというだけであって、現実の場で使う時には必要ありません。

2) 分類項目——大分類について

　表1〜4に「生活機能」の3レベルと「環境因子」の分類を、大

表1　心身機能［body function (b)］の大分類（章）

1. 精神機能
2. 感覚機能と痛み
3. 音声と発話の機能
4. 心血管系・血液系・免疫系・呼吸器系の機能
5. 消化器系・代謝系・内分泌系の機能
6. 泌尿・性・生殖の機能
7. 神経筋骨格と運動に関連する機能
8. 皮膚および関連する構造の機能

中分類：98、小分類：212

分類（章建て）についてのみ示しました。
　ここで注意が必要なのは、1つのレベルである「心身機能・構造」が、「心身機能」と「身体構造」の2つの分類に分かれ、逆に「活動」と「参加」という2つのレベルが1つの分類（「共通リスト」）にまとめられていることです。
　①心身機能の分類
　これは8つの章があります。表1にみるように、人間の体の働き、頭の働きをすべて網羅しています。
　②身体構造の分類
　これも「心身機能」とほぼ同じ順序で、表2のように、人体のあらゆる部分を示しています。
　ただ、これをあまり過大視すべきではありません。
　というのは、たとえば脳卒中や脳性まひ、あるいは精神障害の人についてICFを活用しようという場合、いずれも脳に何らかの異常があるだろうから、この「身体構造」のなかの「脳」のところを

表2　身体構造 [structure (s)] の大分類（章）

```
1. 神経系の構造
2. 目・耳および関連部位の構造
3. 音声と発話に関わる構造
4. 心血管系・免疫系・呼吸器系の構造
5. 消化器系・代謝系・内分泌系に関連した構造
6. 尿路性器系および生殖器系に関連した構造
7. 運動に関連した構造
8. 皮膚および関連部位の構造
                    中分類：40、小分類：104
```

チェックしなければならない、と考える必要はないということです。

　これは「健康状態（疾患）」と「生活機能（障害）」との次元の違いという根本的なことに関連しています。今の例で、脳に異常があるというのは「健康状態」の次元の話であって、ＩＣＦの分類を活用する目的はあくまで「生活機能」の次元における問題を確認することです。ですから身体構造それ自体が「障害」であるかどうか、いいかえれば「活動制限」「参加制約」を直接引き起こしているかどうかが問題なのです。

　ですから、たとえば「７．運動に関連した構造」で、右足の膝から下の切断、というのはまさに障害ですから、ここにチェックが必要です。同様にサリドマイドによる生まれつきの肢欠損、あるいは心奇形なども対象になります。しかし、こういう場合以外には「身体構造」へのチェックはあまり必要はありません。

③活動と参加の分類

　「活動」と「参加」の分類は、表３のように１つの共通リストに

表3　活動と参加 [activity and participation (d)※]（共通リスト）の大分類（章）

※dはdomain（領域）の略

```
1.  学習と知識の応用
2.  一般的な課題と要求
3.  コミュニケーション
4.  運動・移動
5.  セルフケア
6.  家庭生活
7.  対人関係
8.  主要な生活領域（教育・就労・経済活動）
9.  コミュニティライフ・社会生活・市民生活

          中分類：100、小分類：174
```

なっています。これは、この2つは非常に密接な関係があり、「活動は参加の具体像」ともいえるものであり、両者を相関連させてみていくべきなので一緒になっているものです。

「活動と参加とは区別しなくてよい」というような考え方をして、仮の符号にすぎない"d"をつけたままで使うのは、大きな誤りです。前にも述べましたが、かならず「活動」なら"a"をつけ、「参加」なら"p"をつけて使うべきものです。

たとえば、"a630"は先ほども出ましたが「調理の活動」です。それを"p"にして、"p630"というと、「調理への参加」になります。

「調理の活動」とは、調理をするという一連の「活動」で、ものを刻むとか炒めるとか煮るとかさまざまな行為を含んだ1つの生活行為です。「調理への参加」という場合には、調理を行うことで、

表4　環境因子［environmental factors (e)］の大分類（章）

```
1. 生産品と用具
2. 自然環境と
   人間がもたらした環境変化      ┐ 物的環境

3. 支援と関係
4. 態度                        ┐ 人的環境

5. サービス・制度・政策          ── 社会的環境
                            中分類：64、小分類：103
```

たとえば主婦としての家庭生活の中でのある役割を果たしていることをいうわけです。ですから、これははっきりと区別できるものだし、区別しなければいけないものです。

なお表3で、「8．主要な生活領域」という章がありますが、これは内容的には「教育・就労・経済活動」のことですので、括弧に入れて説明してあります。

④環境因子の分類

最後に環境因子の分類ですが、表4のように5つの章から成っています。このうちはじめの2つは物的環境です。1の「生産品と用具」には、建物、道路、バスとか電車などの交通機関などが入りますが、それだけでなく、車いす、杖、義肢・装具などの「支援的な用具」も含まれます。

2の「自然環境と人間がもたらした環境変化」とは、自然環境のことです。私は、以前、これは熱帯や極寒の地は別として、日本ではあまり関係がないのではないかという感想をもっていましたが、2004年の新潟県中越地震で、地震という「環境因子」が「生活機能」全体に非常に大きい影響を与えることを再認識しました。地震

だけでなく、台風とか津波とかの災害は重要な「環境因子」であるわけです。

3の「支援と関係」および4の「態度」は人的環境です。「支援と関係」とは、家族・親族、友人、支援者、職場の仲間、上司、あるいは部下などの人的環境です。これには「見知らぬ人」というものまで入っています。

4の「態度」は、やはり人間的な環境ですが、個人ではなく、人間の社会の集団的な意識・態度です。たとえば、障害のある人に対して、社会がどういう態度を示すか、排除するのか、受け入れようとするのか、ということです。これは大きな問題で、障害のある人、特に精神障害の場合には非常に重要な「環境因子」です。

5の「サービス・制度・政策」は社会的環境です。このサービスの中には医療も福祉も教育も含まれます。障害のある人・介護の必要な人のためにしている我々の仕事もサービスなのですから、当事者本人からみれば我々も「環境因子」なのです。だから、できるだけいい環境を提供しなければいけないのであって、マイナスの環境にならないように気をつけなければいけないわけです。

3）評価点

ある1つのコード（項目）をとった場合に、それに問題があるかどうか、あればどの程度かを示すものが「評価点」（Qualifier）です。これはコードの次に点を打って（以下、仮に小数点といいます）、それ以下に表5のように、0から4までの数字を入れて示します。数字が大きいほどマイナスが大きく、0は問題なし・正常で、1から問題があることになって、4が最大の問題になります。

たとえば、「調理活動の中程度の制限」はa630.2です。これは、「調理活動」を全体としてみた場合には2という中等度の制限

表5　ＩＣＦの共通評価点

＊少数点以下の数字で示す（xxxはコード）

×××．０	問題なし（なし、存在しない、無視できる…）	０－４％
×××．１	軽度の問題（わずかな、低い…）	５－２４％
×××．２	中等度の問題（中程度の、かなりの…）	２５－４９％
×××．３	重度の問題（高度の、極度の…）	５０－９５％
×××．４	完全な問題（全くの…）	９５－１００％
×××．８	詳細不明	
×××．９	非該当	

だということです。

　しかしそれをもっと細かく見ますと、「簡単な調理活動」については"ａ６３００．１"（軽度の制限）といえるかもしれません。たとえば、トーストを焼いて自分でインスタントコーヒーを淹れるとか、時には目玉焼きを作るぐらいのことは軽度の制限はあるができる。軽度の制限とは、時間がかかることであったり、仕上がりがきれいでなかったり、誰かに材料や道具を揃えてもらう必要がある、などです。しかし、それ以上のことはできないので、調理活動全体（複雑なものまで含めて）として見た場合には中等度の制限といわざるをえません。

　これを「参加」としてみた場合には、"ｐ６３０．４"になっているかもしれません。これは「参加」としては最重度の制約で、全く参加していないということです。

　たとえば今まで主婦であった方が、体が不自由になって、家事としては娘さんなり介護者なりが全部やってしまっており、本人は自

分の朝食だけを時に作るけれど、参加（主婦としての役割の発揮）という面では全くしていないというような状態を、このように示すことができるわけです。

　表5が、「生活機能」の3つのレベルに共通の評価点です。0は「問題なし」、1は「軽度」、2は「中等度」、3は「重度」、4「完全な・全くだめ・最重度」です。

　ここでも8、9がありますが、前のとは少し違って、8は「詳細不明」、9は「非該当」です。8の「詳細不明」とは、統計技術上必要なもので、何らかの問題があることは分かるのだけれども、その程度まではわからない、ということ、つまり他人がとった記録から読み取るような場合です。したがって、自分が使う場合には必要なく、使うべきではありません。

　9の「非該当」というのは、8の「詳細不明」とは違って、たとえば学校教育は大人には非該当であるとか、逆に、働くことは子どもには非該当であるとかいうことです。

①活動の評価点──できる活動としている活動

　「活動」の「能力」と「実行状況」は、評価点で次のように示します。コードの後の「小数点」以下1桁目が「実行状況」、2桁目が「能力」（支援〈物的・人的〉なし）、3桁目が「能力」（支援あり）です。

②環境因子の評価点──プラスとマイナスの両方向で

　環境因子についてはプラスの影響を与える「促進因子」と、マイナスの影響を与える「阻害因子」とがありますが、それを評価点で区別します。表6のように、同じ0、1、2、3、4ですが、何もつけない場合は、マイナスの「阻害因子」、プラスのマーク（＋）をつけた場合は「促進因子」であることを示します。

表6　環境因子の評価点

```
小数点（.）の次の評価点は阻害因子
小数点（.）の次のプラス（＋）付きの評価点は促進因子

xxx. 0   阻害因子なし        0- 4 ％    xxx. +0   促進因子なし
xxx. 1   軽度の阻害因子      5- 24％    xxx. +1   軽度の促進因子
xxx. 2   中等度の阻害因子   25- 49％    xxx. +2   中等度の促進因子
xxx. 3   重度の阻害因子     50- 95％    xxx. +3   重度の促進因子
xxx. 4   完全な阻害因子     96-100％    xxx. +4   完全な促進因子

                      注：xxxはコード番号（ローマ字と数字）

xxx. 8   詳細不明の阻害因子          xxx. +8   詳細不明の促進因子
xxx. 9   非該当
```

7．ICFの活用──コーディングの実際

いよいよICFの実際の活用法になりました。ICFを用いて、ある人が「生きる」ことの全体像をとらえることをコーディングといいます。

1）コーディングの手順

コーディングの手順として大事なのは、最初に申し上げた、ICFの分類の順序にとらわれるなということです。

これは「心身機能」から「環境因子」に至る分類の順にみていく必要はないということですし、それぞれの分類の中の章の順序に従う必要もないということです。

ICFの本では心身機能が最初にありますので、どうしてもそこから見はじめてしまいがちです。そうすると、はじめの2つの分類

表7　活動と参加の大分類チェックリスト

(問題のある項目の□に✓を入れる：☑)

〈活動〉	〈参加〉
□ a5　　　　セルフケア	
□ a6　　　　家庭生活　　　　　　□ p6	
□ a7　　　　対人関係　　　　　　□ p7	
□ a8　　　　教育・仕事・経済　　□ p8	
□ a9　　　　社会生活・市民生活　□ p9	
□ a3　　　　コミュニケーション	
□ a4　　　　運動・移動	
□ a1　　　　学習と知識の応用	
□ a2　　　　一般的な課題と要求	

(上田、大川、2003)

は医学的なことばかりですから、それこそ「医学モデル」にとらわれてしまう危険があります。そうして、一番大事な「活動」「参加」にいく頃には、もう疲れ果ててしまって、おろそかになりがちです。

　以下に述べるのは、我々の研究による、主として身体障害のある方についての、初心者に適したコーディングの手順です。一番大事なのは活動と参加ですので、そこからはじめます。

①活動と参加からはじめる

　活動と参加とは関係が深く、「活動」は「参加」の具体像ですので、2つを同時に見ていきます。

（i）まず大分類をチェック

　「活動と参加」のなかでも、第1章からはじめるのでなく、表7のチェックリストのように、第5章のセルフケアからはじめて、最

初は大分類（章）単位で、「洩れ」がないように、問題や課題がないかをチェックしていきます。ある人の問題は、直感的にもう分かっていると思っても、一応この全部をチェックすることが、その人を全体的に総合的に理解するためには必要です。

活動は９つの項目（章）のすべてに関係します。しかし参加は「家庭生活」「対人関係」「教育・仕事・経済」「社会生活・市民生活」の４項目（章）だけです。この４項目は両方をチェックしていきます。

この、章のチェックの順番は、主に身体障害のある場合の重要性の順序によっています。ですから、精神障害、たとえば統合失調症などの場合には少し違ってくるかもしれません。たとえば、「学習と知識の応用」、「一般的な課題と要求」などは、普通の身体障害の場合ではここに問題があるということは少ないのですが、精神障害者では問題になりえます。しかしいずれにせよここでは見落としなく全体を把握するわけで、これはどんな障害種別においても重要なわけです。

（ⅱ）次にもっと細かくみて具体的に記載

大分類のチェックが終わったら「問題あり」となった章についてもっと細かく問題点を見て具体的に記載していきます。見落としなく、広い範囲をカバーすることが大事で、そのためには本の分類表を見ながらやるのがよいですが、表８のような中分類のチェックリストも便利です。ただこれにチェックするだけでなく、別紙に具体的な記載をしていくことが大事です。

まず、第５章の「セルフケア」という、すべての人にとって基礎となるものからはじめて、だんだんその他に広げていきます。この表で※がついている項目は、中分類で終わり、小分類のないものです。ですから、これより詳しく見る必要はありません。他のものは

もっと詳しく見ようと思えばできます（ＩＣＦの本[1]をみて）。

一番上の"ａ５１０"は「自分の体を洗う」、これはお風呂とかシャワーのことです。次の「身体各部の手入れ」は、爪切りとか頭を梳かすとか髭剃りなどです。それから、「排泄」、トイレです。次に「更衣」、これは服を着替えることで、靴下とか靴も入ります。次は「食べる」・「飲む」です。次は「健康に注意する」で、大事なことです。きまった薬をきちんと飲むとか、太り過ぎないようにするだとか、いろいろなことが入るわけです。

次に第６章の「家庭生活」に入ります。「住居の入手」「物品とサービスの入手」（買物に行くこと）、「調理」。それから、「調理以外の家事」というのは掃除、洗濯などです。「家庭用品の管理」。そして「他者への援助」、これは育児とか、介助とか、非常に広いものです。

第７章の「対人関係」は、「一般的な対人関係」と「特別の対人関係」に分かれます。我々は、「一般的な対人関係」は「活動」だけ、「特別な対人関係」は「参加」だけと考えています。

次は第８章の、「主要な生活領域（教育・仕事・経済）」です。その中の「教育」は「参加」だけです。就学前教育、学校教育、職業訓練、高等教育と、特に説明は要しません。「非公式な教育」というのは家庭教育です。

それから、「仕事と雇用」というところは、見習い研修、仕事の獲得、維持、就労、報酬を伴う仕事、それに「無報酬の仕事」（ボランティア等）が含まれます。それから、「経済生活」があります。

次の第９章は、「コミュニティライフ・社会生活・市民生活」です。これにはレクリエーションとレジャー、宗教とスピリチュアリティ（宗教に近いもの）などが含まれます。それから人権、政治活動、市民権というふうに続きます。

表8．活動と参加の中分類チェックリスト

(上田、大川、2003)

第5章　セルフケア＜活動のみ＞
- □ a 510. 自分の身体を洗う
- □ a 520. 身体各部の手入れ
- □ a 530. 排泄
- □ a 540. 更衣
- □ a 550. 食べる※
- □ a 560. 飲む※
- □ a 570. 健康に注意する

第6章　家庭生活
必需品の入手
- □ a 610. 住居の入手　　　　　　　□ p 610.
- □ a 620. 物品とサービスの入手　　□ p 620.

家事
- □ a 630. 調理　　　　　　　　　　□ p 630.
- □ a 640. 調理以外の家事　　　　　□ p 640.

家庭用品の管理および他者への援助
- □ a 650. 家庭用品の管理　　　　　□ p 650.
- □ a 660. 他者への援助　　　　　　□ p 660.

第7章　対人関係
一般的な対人関係
- □ a 710. 基本的な対人関係
- □ a 720. 複雑な対人関係

特別な対人関係
- よく知らない人との関係　　　　　□ p 730.
- 公的な関係　　　　　　　　　　　□ p 740.
- 非公式な社会的関係　　　　　　　□ p 750.
- 家族関係　　　　　　　　　　　　□ p 760.
- 親密な関係　　　　　　　　　　　□ p 770.

第8章　主要な生活領域（教育・仕事・経済）
　　　　　　　　　　＜一部は参加のみ＞
教育
- 非公式な教育※　　　　　　　　　□ p 810.
- 就学前教育※　　　　　　　　　　□ p 815.
- 学校教育※　　　　　　　　　　　□ p 820.
- 職業訓練※　　　　　　　　　　　□ p 825.
- 高等教育※　　　　　　　　　　　□ p 830.

仕事と雇用
- □ a 840. 見習研修（職業準備）※　□ p 840.
- □ a 845. 仕事の獲得・維持・終了　□ p 845.
- □ a 850. 報酬を伴う仕事　　　　　□ p 850.
- □ a 855. 無報酬の仕事※　　　　　□ p 855.

経済生活
- □ a 860. 基本的経済的取引き※　　□ p 860.
- □ a 865. 複雑な経済的取引き※　　□ p 865.
- □ a 870. 経済的自給

第9章　コミュニティライフ・社会生活・市民生活
コミュニティライフ　　　　　　　　□ p 910.
- □ a 920. レクリエーションとレジャー　□ p 920.
- □ a 930. 宗教とスピリチュアリティ　□ p 930.
- 人権※　　　　　　　　　　　　　□ p 940.
- 政治活動と市民権※　　　　　　　□ p 950.

※ これがついた項目は中分類どまりで小分類なし

第3章　コミュニケーション＜活動のみ＞
コミュニケーションの理解
- □ a 310. 話し言葉の理解※
- □ a 315. 非言語的メッセージの理解
- □ a 320. 手話によるメッセージの理解※
- □ a 325. 書き言葉によるメッセージの理解※

コミュニケーションの表出
- □ a 330. 話す※
- □ a 335. 非言語的メッセージの表出
- □ a 340. 手話によるメッセージの表出※
- □ a 345. 書き言葉によるメッセージの表出※

会話並びにコミュニケーション用具および技法の利用
- □ a 350. 会話
- □ a 355. ディスカッション
- □ a 360. コミュニケーション用具および技法の利用

第4章　運動・移動＜活動のみ＞
姿勢の変換と保持
- □ a 410. 基本的な姿勢の変換
- □ a 415. 姿勢の保持
- □ a 420. 乗り移り（移乗）

物の運搬・移動・操作
- □ a 430. 持ち上げると運ぶ
- □ a 435. 下肢で物を動かす
- □ a 440. 細かな手の使用
- □ a 445. 手と腕の使用

歩行と移動
- □ a 450. 歩行
- □ a 455. 移動
- □ a 460. さまざまな場所での移動
- □ a 465. 用具を用いての移動

交通機関や手段を利用しての移動
- □ a 470. 交通機関や手段の利用
- □ a 475. 運転や操作
- □ a 480. 交通手段として動物に乗る

第1章　学習と知識の応用＜活動のみ＞
目的をもった感覚的経験
- □ a 110. 注意して視る※
- □ a 115. 注意して聞く※
- □ a 120. その他の目的のある感覚※

基礎的な学習
- □ a 130. 模倣※
- □ a 135. 反復※
- □ a 140. 読むことの学習※
- □ a 145. 書くことの学習※
- □ a 150. 計算の学習※
- □ a 155. 技能の習得

知識の応用
- □ a 160. 注意を集中する※
- □ a 163. 思考※
- □ a 166. 読む※
- □ a 170. 書く※
- □ a 172. 計算※
- □ a 175. 問題解決
- □ a 177. 意思決定※

第2章　一般的な課題と要求＜活動のみ＞
- □ a 210. 単一課題の遂行
- □ a 220. 複数課題の遂行
- □ a 230. 日課の実行
- □ a 240. ストレスなどへの対処

これ以下は全部「活動」だけになり、「参加」はありません。第3章の「コミュニケーション」に手話や点字が入っているのは重要です。

　次は、第4章の「運動・移動」で、姿勢の転換と保持とか物の運搬・移動なども含まれます。このなかでは歩行が非常に大事です。

　また、交通機関や交通手段を利用しての移動ですが、これには乗るという面もあるし、自分で運転・操作する面も含まれています。

　それから、第1章の「学習と知識の応用」というのがあります。これは、心身機能と多少だぶった中身もあるように思います。ただ最後の「意思決定」は自己決定権を支えるものですから、非常に大きな意味をもちます。

　最後に第2章の「一般的な課題と要求」ですが、この下から2つ目の「日課の実行」は、精神障害者の場合には非常に大事なことではないかと思います。日課をきちんと守って、自分で自分の生活をコントロールできるということは非常に大事なことです。一番下の「ストレスその他の困難な状況への対処」というのも大事な場合があると思います。

　このようにして「活動」と「参加」をみていくわけですが、その際「できる活動」と「している活動」の差に敏感であってください。この両者の間には差があるのがむしろ普通であり、それをとらえることが重要です。また「活動」と「参加」の差にも注目してください。

　(iii) 評価点を付ける

　次に、各項目にマイナスの程度を示す評価点を付けていきます。はじめのうちは自分の判断で、軽、中、重、最重度などと括弧に入れて付け加えるのでも結構です。

　あわせて問題のないもの（プラス）を記載します。特に潜在的な

（引き出せる）プラスが重要です。

②健康状態・環境因子・個人因子の影響をみる

「活動」・「参加」のそれぞれに、「健康状態」、「環境因子」（物的、人的、制度・サービス等）、「個人因子」（生活歴・職業歴、ライフスタイル、興味、価値観等）がどう影響しているかをみていきます。

「環境因子」についてはプラス（促進因子としての）の影響、マイナス（阻害因子としての）を明確にしていきます。同じ「環境因子」がある「活動」についてはプラスだが、別の「活動」にはマイナスに働くということもありますので注意が必要です。

③心身機能・構造は活動・参加との関連で

このように「活動」「参加」を中心にみてきてから、その後で「心身機能・構造」を「活動」「参加」との関連でみます。これが「心身機能・構造を生活・人生との関連でとらえる」ということです。その際「構造」は、先にも述べたように、手足の切断、器官の欠損などの場合以外は記入の必要はほとんどありません。

2）「ICF整理シート」によるまとめ

図5は、私たち（上田　敏、大川弥生）が開発した、現状把握と目標設定のための「ICF整理シート」（仮称）です。これは先に図4として述べたものに手を加え（「活動」を「できる活動」と「している活動」に分けて記載する、等）、実際に活用しやすいように工夫したものです。拡大コピーして、実際場面で使っていただいて結構です（ただし、出版物に引用したり、配布のためにコピーしたりするような場合は筆者の許可を得てください）。

このシートを使って、先に別紙に記載したICFによる現状把握の結果を、プラス面・マイナス面ともに重要なものにしぼって、整理し、記入していきます。その際、各要素間の影響を矢印で（プラ

図5 ICF整理シート

氏名：　　　　　年齢：　　　　　　　　　　　　　　　　　記入者：
性：

健康状態
病　気
生活不活発病

心身機能
　機能・構造障害
　阻害因子
　（物的・人的・制度的環境）

活動
〈できる活動〉
〈している活動〉

環境因子

個人因子
生活歴、職業歴、ライフスタイル、興味、価値観など

参加
　参加制約

主観的体験
心の悩み、現状への不満など

客観的次元
主観的次元

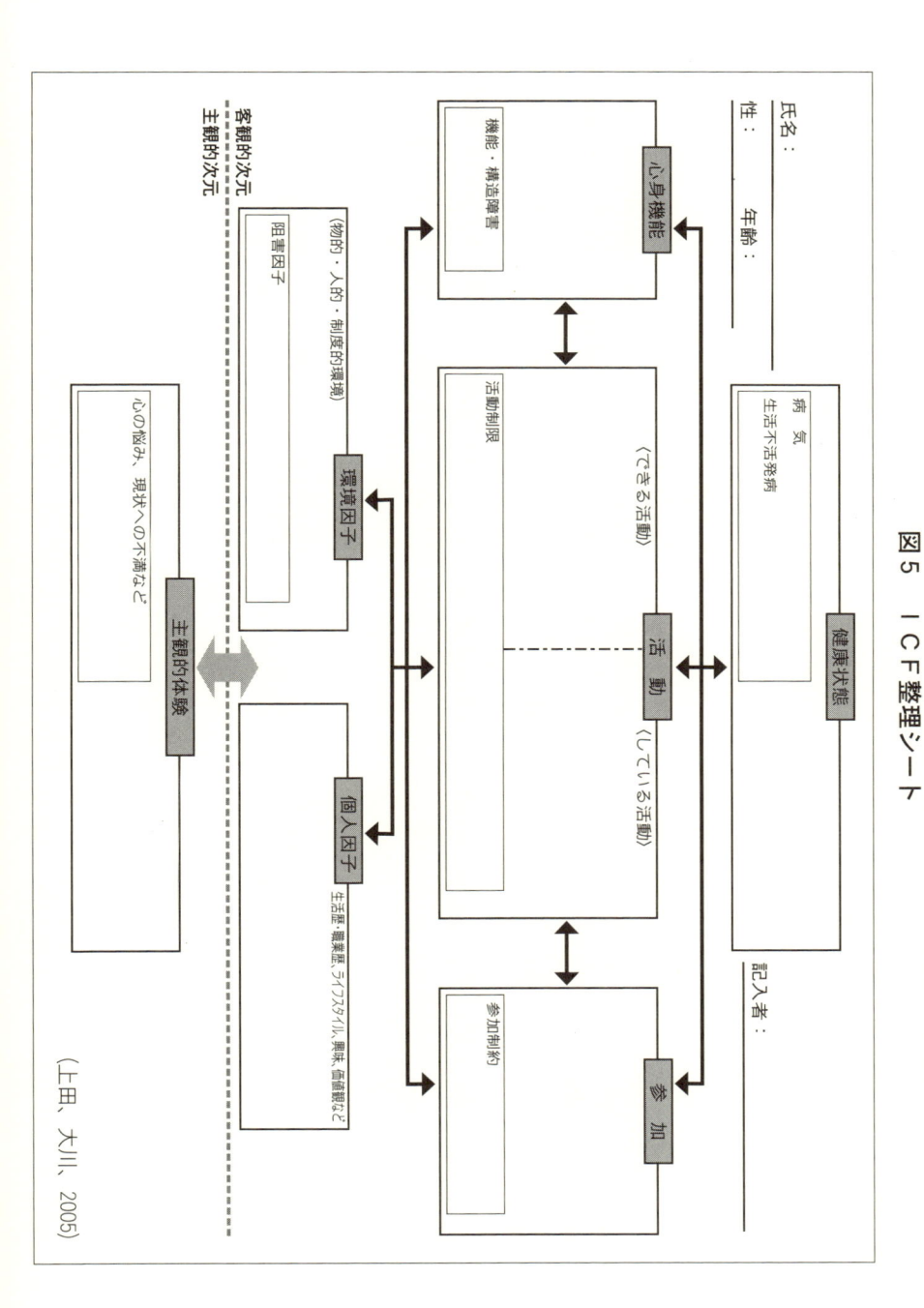

（上田, 大川, 2005）

スの影響とマイナスの影響は色を変えるなどして）示すのもよい方法です。

　このようにICFモデルに沿って、重点的に問題点と解決法を考え、整理することで、問題解決の方針を確立することができます。そして、それを「共通言語」として他の人（本人・家族、あるいはチームワークの仲間）に正確に伝達することもできるようになります。

　この「ICF整理シート」では、図4と同様に、大きな四角の中に小さな四角があるわけですが、マイナスをあらわす四角が小さいことに驚かれるかもしれません。これはマイナスよりもプラス（潜在的なプラスを含め）を重視する、という考え方を端的に示したものです。現状把握とは、問題点をとらえるだけのものではなく、解決のための手がかりを探し出すのが本当の目的ですから、問題解決に役立つプラスの要素をたくさん見つけ確認していくことが大事なのです。

　なお、シートの下部には主観的次元が加えてあります。これは筆者が以前から重要性を述べてきた、こころの中の問題であり、やはりプラスとマイナスの両面があります（後記）。これもできる限り把握し、記載するように努力してください。

　この「ICF整理シート」の目的としては、現状把握に続いて目標設定、すなわち、目指す生活・人生の目標を明らかにするために活用することも重要なのですが、それにはかなり説明が必要なので他の機会に譲ります[6,7,8]。

8．ICF（国際生活機能分類）の今後の課題

　ICFはどんなものか、それをどう実際的に活用するかについての主なお話は以上で終わりました。以下、ICFの今後の課題につ

いて述べたいと思います。

1）生活機能の主観的次元

　筆者は1981年1月という早い時期に、ＩＣＩＤＨを紹介するとともに、「ここで取り上げられている障害は結局客観的に存在する障害のみであり、このほかに障害のある人の心の中にある主観的障害というものがある。障害のある人を全体的・総合的に理解・把握するためにも、そしてその上に立って真に効果的なリハビリテーション的な働きかけをするためにも主観的障害の理解が重要である」と指摘しました[3]。

　その時に主観的障害（「体験としての障害」）は、疾患および客観的障害（機能・形態障害、能力障害、社会的不利）の影響を受けて生じるとともに、客観的障害にも影響を与える、すなわち相互作用するものであると述べました。

　ＩＣＦに向けての改定過程にもこの問題は議論され、ＩＣＦにも重要な研究課題であると明記されました。そして、国際的な研究グループがＷＨＯの傘下にできて、私が責任者になって研究活動を続けており、将来的には分類までもっていきたいと思っています。

　この「生活機能の主観的次元」が重要なのは、自立との関係においてです。自立にもいろいろのレベルがありますが、中でも一番大事なのは、客観的には社会的自立、そして主観的には精神的自立です。要するに、「社会」レベルの「参加」と、「実存」レベルといってもよい「主観的な次元」の2つが、ともに高いレベルにあるということが大事です。精神的自立がなければ自己決定権を行使することはできないし、精神的自立のためには主観的生活機能が高い水準にあることが必要なのです。これがエンパワメントのための、最も重要な条件です。

表9　生活機能と障害の主観的次元の定義

生活機能と障害の主観的次元（主観的体験）とは、 ①　健康状態、３つの客観的障害および不適切な環境因子の全ての主観への反映（障害体験、マイナス面）と、 ②　それを克服しようとする心理的コーピングスキル（心理的対応策、プラス面）の開発の両面を含む、認知的・情動的・動機付け的な心理状態である。 　これは実存のレベルで捉えた生活機能と障害であり、受動的なものではなく、その人の人格特徴、障害に関する価値観、自己像、理想、信念、目的、従来のコーピング体験等に基いた能動的な反応である。

　私が提案している考え方は、ＩＣＦは客観的な世界を分析するのには非常にいい枠組みを提供しているが、心の中を全く考えていない、しかし、それでは問題の一面しかみていないということです。

　障害のある人は心の中に非常に大きな問題を抱えているし、逆に問題（客観的な世界における問題も含めて）を解決するためのプラスの面も持っているわけです。障害、特に「活動制限」と「参加制約」を持ったことによって打ちひしがれてしまう面もあるし、それにもかかわらず、それをはねのけて強く生きていこうという面ももっています。そして、この主観的な世界と客観的な世界とは複雑な相互作用をするわけです[4〜6]。

　このような、障害体験を克服しようとする、意識的・無意識的な努力を人間はするものですが、それを「心理的コーピング」といいます。その中で獲得された、優れた心理特性というものもあるわけです。それはいわば新しく獲得した個性だといってもいいものです。「障害は個性だ」という言い方があります。すべての障害を、そのまま「個性」だとすることには問題があると思いますが、今言ったような意味で、障害に対して前向きに対処したことによって

表10　主観的体験の大分類（試案）

1章	健康状態に関する満足度
2章	心身機能・身体構造に関する満足度
3章	活動に関する満足度
4章	参加に関する満足度
5章	環境因子に関する満足度
6章	人生と自己の価値・意味・目標
7章	身近な人との関係（愛情・信頼、等）
8章	集団への帰属感・疎外感
9章	基本的生活態度

獲得される、新しい個性というものはあると思います。

定義と分類

「生活機能の主観的次元」の定義を表9に示しました。お読みください。

次に主観的次元の分類案を表10～14に掲げました。

表10は章立て案ですが、第1章から第5章までは、それぞれ「健康状態」、「心身機能・構造」、「活動」、「参加」、「環境因子」についての満足度です。これは非常に大事で、客観的な状態に対する満足度というものを見ないと、客観的な状態だけ見たのでは、その人にとってのその状況の「意味」というものは分かりません。

スポーツ、たとえばゴルフを例にとって考えてみましょう。ある人がゴルフができないとします。これは「活動制限」として、ゴルフのボールを打つこと自体、あるいはゴルフ場の中で歩くことができないという場合もあるし、それはできるのだけれど、「参加制約」として、ゴルフ場に行けないとか、経済的にできなくなったとかいう場合もあります。

表11　6章：人生と自己の価値・意味・目標（試案）

```
1．自尊心（・劣等感）
2．自分の価値
3．人生の意味
4．自信：4－1．自分の能力への自信
        4－2．自分の人柄への自信
        4－3．自分の外見への自信
5．信念（宗教的、倫理的、政治的、等）
6．生きる目的・目標・使命感
7．将来への希望
8．人生への興味
```

表12　7章：身近な人との関係（愛情・信頼、等）（試案）

```
 1．愛している          （・憎んでいる）
 2．愛されている        （・憎まれている）
 3．信頼している        （・不信をもっている）
 4．信頼されている      （・信頼されていない）
 5．感謝している        （・怨んでいる・怒っている）
 6．感謝されている      （・怨まれている）
 7．幸福である          （・不幸である）
 8．他の人の幸福を喜ぶ  （・ねたみ・嫉妬）
 9．人生を楽しむ        （・楽しんでいない）
10．自立しており人に動かされてはいない
                       （・人に動かされている）
11．　人と交わりたい    （・交わりたくない）
```

　そういうことの意味は人によって大きく違います。ゴルフが生きがいだったという人には大きな打撃になりますが、付き合いでやっていただけなら、それほどの打撃ではありません。まして、ゴルフ

表13　8章：集団への帰属感・疎外感　（試案）

1．周囲からの受け入れ・疎外
2．周囲からの賞賛・非難
3．扱われ方（普通か、特別視か）
4．他人の役に立っている・お荷物である
5．仲間・世間とうまくいっている・孤立している
6．自分の現状への責任・罪
　　　（他人が悪い・自分が悪い・誰も悪くない）
7．自分が罰を受けるいわれはない・当然だ
8．自殺念慮、自殺企図、など

表14　9章：基本的生活態度（試案）

1．自分の状況をよく把握・把握していない
2．自立心・依存心
3．困難への対応：直面・逃避・否認
　　　──たたかい・あきらめ
4．解決法を自分で工夫・外に要求
5．何事も自分の責任で決定・他人に委任
6．現状を前向きに受容・嘆く、悲しむ

など興味がないという人にとって、今ゴルフをしていないということ自体は何ら問題ではないわけです。何事についてもそうです。あることができる・できない、健康に問題がある・ない、ある環境にいる・いない、ということが、すごく重大な意味をもつ場合と、そうでない場合とがあります。ですから、「生活機能」のどのレベルについても、「健康状態」についても、「環境因子」についても、これらの客観的な状態が、本人の主観にもつ意味、つまり満足度、あ

るいは評価をとらえることが重要です。それなしに、客観的な状態だけをみても意味がないわけです。これが第1章から第5章までの、客観的な要素に対応する「満足度」です。

　次の問題は、では「満足度」だけでいいかということです。

　私は決してそうは思いません。満足度だけでは主観的次元の一部をとらえることができるだけです。より総合的・包括的な主観的な体験というものがあります。

　1つは、人生と自己の価値とか、意味とか、目標とかいうものです。生きる価値があると感じているか、生きる意味があると思っているか、生きる目標を持っているか、というようなことです。これを第6章と考えています（表11）。

　それから、より身近な人との関係も重要です。これは、愛情とか信頼とか幸福感とかいうこと、あるいはその逆の状態です。これを第7章と考えています（表12）。

　それから、もう1つ大事なのは、集団への帰属感や、逆に疎外されているかどうかです。仲間に属しているのか、仲間でないと疎外されているのかなどです。これを第8章と考えています（表13）。

　最後に、基本的な生活態度というものも重要だと思います。積極的なのか受け身なのか、前向きか後ろ向きか、というようなことです。これが第9章（表14）です。

　ここに試案として挙げたのは、あくまで検討中のものですので、参考にしてください。皆さんが対象者を見るとき、その人の心の中にこういうものがあるはずだ、あるのではないかと思って見ることは非常に大事です。根拠もなく決め付けるのはいけませんが、心の中をできるだけ理解しようとする姿勢はぜひ持っていただきたいと思います。

　私の経験からいえるのは、本当に心の中に苦しみをもっている

時は、人は何も言わない、むしろ努めて明るく振舞うということです。弱みを人に見せたくない、自分でも認めたくないという気持ちだと思います。しかし、後になってそこから抜け出した時になって、「実はあの時はこういうことで苦しんでいました」と話してくれます。長い付き合いになりますと、そういう打ち明け話をしてくれる患者さんはたくさんいるのですが、「実はあの時は自殺ばかり考えていました」と言われて、外からはそう見えなかったので驚くような場合も結構多いのです。

ですから、決して簡単なことではないのですが、要するに人を外側からだけでなく、内側からも理解しなければ本当に理解したことにならないということを常に肝に銘じていたいものだと思います。

2）第三者の障害

最後の、もう1つの今後の課題は、「第三者の障害」ということです。これは、本人が病気になる・障害をもつ・あるいは介護が必要な状態になるということが、家族など身近な人々に及ぼす悪影響のことです。「生活機能」のすべてのレベルに起こります。

家族だけではありません。たとえば中小企業の社長が脳卒中で倒れたとします。そうすると、その人が社長として復帰できるかどうかは、本人とその家族だけでなく、社員全体とその家族にまで大きな影響を及ぼします。このようにある人の障害が、他の人の社会レベルの問題（「参加制約」）を引き起こすわけです。

またたとえば、精神障害者の家族の立場になれば、精神障害者の兄がいるというだけで妹の結婚に差し支えるということも、残念ながら起こりますし、その他にもいろいろな社会的な不利益（「参加制約」）を被ることが起こります。

それから、ある人の病気や障害が、周囲の人の心理的な問題、つ

まりいろいろな心の悩みなどを引き起こすということも、当然起こります。

　第三者の障害は、しかし、こういう社会的な影響、心理的な影響だけではないのです。

　健康上の問題も起こります。「心身機能」上の問題も、「活動」の制限も起こります。これは特に、高齢者でよくみられます。今は老老介護ともいって、高齢者が障害を持つと、その配偶者、あるいは娘といっても相当すでに高齢になっている人が介護をする。その介護疲れ、たとえば病院にしょっちゅう行ったり泊まり込んだりしなければならないということで介護者が病気になるというようなことが（われわれの調査でも分かっていますが）非常に多いのです。

　この「第三者の障害」を、なぜ重視しなければいけないかというと、悪循環を作るからです。本人の障害が第三者の障害を起こし、それがまた本人に悪影響を及ぼして、本人の障害をますます悪化させるということです。この場合の障害というのは、あくまで「参加制約」とか「活動制限」、あるいはさらに主観的・心理的な次元の問題をも含めた広いものだということを忘れないでください。

　ところで、前に、「生活機能」から「環境因子」に向けて矢印があるが、その意味は何か、ということを宿題にしました。実はこの「第三者の障害」がその例なのです。家族などの第三者というのは、本人にとっては「環境因子」です。そこに本人の「生活機能」の低下が悪影響を及ぼすというのがまさに下向きの矢印の例なのです。やはりＩＣＦのモデルは、非常に深い意味をもっているなということを痛感します。

　ですから私は、やはりリハビリテーションも福祉も、介護も、就労支援も、本人が大事なことはもちろんですが、家族の問題も同時に解決するようにしていかないといけないと思います。やはり本人

にとって家族というのは一番近い環境ですので、そこの問題も同時に解決する方向で努力するという姿勢を持っていく必要があると考えています。その結果、悪循環とは逆の、互いに良い影響を及ばし合うような関係を作っていくことが大事です。

おわりに

　最後に、私の好きなモットーを紹介して終わりにしたいと思います。

> 生活機能・障害の構造論は
> 障害のある人の現状を解釈するためではなく、
> よりよい方向に変えるためにこそある

(2005年2、3月、きょうされん〈旧共同作業所全国連絡会〉
精神障害者地域生活支援推進セミナーにおける講演に加筆)

文献

1．世界保健機関（WHO）：ICF、国際生活機能分類、中央法規、2002．
2．厚生省大臣官房統計情報部編：WHO国際障害分類試案（仮訳）、厚生労働省統計協会、1985．
3．上田　敏：リハビリテーション医学の位置づけ―リハビリテーションの理念とリハビリテーション医学の特質、医学のあゆみ、116：241-253、1981．
4．上田　敏：目でみるリハビリテーション医学、第2版東京大学出版会、1994．
5．上田　敏：リハビリテーションの思想、第2版・増補版、医学書院、2004．
6．上田　敏：科学としてのリハビリテーション医学、医学書院、2001．
7．大川弥生：介護保険サービスとリハビリテーション―ICFにたった自立支援の理念と技法、中央法規出版、2004．
8．大川弥生：新しいリハビリテーション―人間「復権」への挑戦、講談社（現代新書）、2004．

著者紹介
　上田　敏（うえだ　さとし）
1932年福島県に生まれる。1956年東京大学医学部卒業、東京大学医学部教授（リハビリテーション医学）、帝京大学医学部教授等をへて、現在―日本社会事業大学客員教授、日本障害者リハビリテーション協会顧問、ＩＣＦ日本協力センター代表、日本リハビリテーション医学会名誉会員（元会長）、国際リハビリテーション医学会名誉会員（元会長）。

〈主な著書〉
『目でみるリハビリテーション医学』（東京大学出版会）、『リハビリテーションを考える』（青木書店）、『リハビリテーションの思想』（医学書院）、『リハビリテーション―新しい生き方を創る医学』（講談社ブルーバックス）、『自立と共生を語る』（大江健三郎らと共著）、『回生を生きる』（鶴見和子らと共著、以上三輪書店）、『患者学のすすめ』（鶴見和子と共著、藤原書店）ほか。

〈KSブックレット No. 5〉
ICF（国際生活機能分類）の理解と活用――人が「生きること」「生きることの困難（障害）」をどうとらえるか

2005年10月15日　初版第1刷
2013年2月10日　初版第19刷

著　者　上田　敏

発行所　きょうされん
　〒164-0011　東京都中野区中央 5-41-18-5F
　　　　　　TEL 03-5385-2223　FAX 03-5385-2299
　　　　　　郵便振替　00130-6-26775
　　　　　　Email zenkoku@kyosaren.or.jp
　　　　　　URL http://www.kyosaren.or.jp/

発売元　萌文社（ほうぶんしゃ）
　〒102-0071　東京都千代田区富士見 1-2-32　東京ルーテルセンタービル 202
　　　　　　TEL 03-3221-9008　FAX 03-3221-1038
　　　　　　郵便振替　00190-9-90471
　　　　　　Email info@hobunsya.com　URL http://www.hobunsya.com

版下／いりす　印刷・製本／株式会社シナノ　装幀／レフ・デザイン工房

©Satoshi Ueda. 2005. Printed in Japan　　　　　　　　　ISBN4-89491-096-9